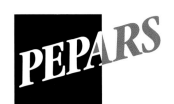

JN095152

【ペパーズ】
編集企画にあたって…

　形成外科治療は，体表の多様な変形や欠損に対する再建で「きれいに仕上げる」ことが大きな目標である．形成外科に多くの手術手技がある中でも基本であり身に付けておくべき手技の1つが局所皮弁であろう．日常的な皮膚の腫瘍や瘢痕の切除後などで，テクスチャーマッチ，カラーマッチが優れる局所皮弁での再建は，正に「きれいに仕上げる」のに重要な手技である．この「きれい」とは，平面的なきれいに留まらず，機能的に瘢痕拘縮の解消や量的な適量の仕上げをも含めての再建を「きれいに仕上げる」と言える．

　私が形成外科を選んだいくつかのきっかけの中の1つに，学生時代の手術見学で少女の腋窩熱傷後瘢痕拘縮が，Z形成術で見事に延長され，上肢挙上が叶った結果を目の当たりにした経験があった．その時の不思議な思いと驚きは，今も記憶に残っている．形成外科医にとって幸い顔面の中小の欠損や手外科などで局所皮弁を用いる再建術はそれほど特別な機会では無く，むしろ日常的に経験する．専門医資格申請の書類審査でもしばしば局所皮弁での再建症例が提出される．かつて口頭試問を担当した時に，受験者の緊張もあってのことと思うが，自分が経験し書類提出した症例での作図が書けない，説明できない，あるいは他の再建法の候補を挙げられないなどの場面にしばしば遭遇した．局所皮弁は比較的小規模の手術であることが多いが，再建術としての重要性や意義深さは大きい．デザインを考えるときの辺の長さ，角度，シワとの位置関係に留まらず皮弁の厚みや血流，供与部の想定など多くの考えるべきポイントがある．これらをじっくりと考えるところが形成外科臨床の妙味でもある．術中に不具合を感じて修正できることも1つの力量であろう．結果に問題点を見出したときには，手術計画や手技を振り返っての考察や二次修正を考えたり，その後に完成度を上げる努力を続けることが必要である．このように局所皮弁を考えることを続けることが深く身に付く学びになるのであろうと私も都度まだまだ考え続けている．

　本巻では，それぞれの局所皮弁に精通し熟練された筆者に執筆をお願いし，局所皮弁の基本からそれぞれの思慮の技をご披露いただいている．是非，本書から多くの学びやヒントを得て，多様な形成外科の臨床現場で自分が選択し施術する局所皮弁で形成外科の目標である「きれいに仕上げる」を創出していくことができればと願っている．

2022年3月

楠本健司

KEY
WORDS
INDEX

和　文

― あ　行 ―
横転皮弁　1,29
尾郷皮弁　29

― か　行 ―
回転皮弁　49
滑車上動脈　38
眼瞼動脈　63
眼瞼(部)再建　38,63
頬部回転皮弁　49,63
局所皮弁　29,49,57,84
交叉皮弁　63
口唇交叉皮弁　73
口唇再建　73

― さ　行 ―
再建外科　49
三角皮弁　1
上口唇再建　57
前額皮弁　38
前進皮弁　22
穿通枝皮弁　57
組織拡張　84

― た　行 ―
対面 V-Y flap　22
頭皮再建　84

― な　行 ―
軟骨移植　63
二重 V-Y flap　22

― は　行 ―
瘢痕拘縮　1
菱形皮弁　84
鼻部再建　38,57

分層口唇交叉皮弁　73

― や　行 ―
有茎皮弁　38

― その他 ―
4-flap Z 形成術　11
5-flap Z 形成術　11
Abbe 皮弁　73
Dufourmentel 皮弁　29
Estlander 皮弁　73
Limberg 皮弁　29
LNAP 皮弁　57
Rhomboid to W(皮弁)法　29,84
V-W 形成術　11
V-Y 皮弁　22
Y-V 形成(術)/Y-V 皮弁
　　　　　　　　　　1,11,22
Z 形成(術)　1,29

欧　文

― A・C ―
Abbe flap　73
advancement flap　22
cartilage graft　63
cervicofacial flap　49
cheek rotation flap　49,63
cross lip flap　73

― D・E ―
double opposite V-Y
　　advancement flap　22
double overlap V-Y
　　advancement flap　22
Dufourmentel flap　29
Estlander flap　73
eyelid artery　63

eyelid reconstruction　63

― F・L ―
five flap Z plasty　11
forehead flap　38
four flap Z plasty　11
lateral nasal artery perforator
　　flap　57
Limberg flap　29
lip reconstruction　73
local flap　29,49,57,84

― N・O ―
nasal reconstruction　38,57
Ogo flap　29

― P・R ―
palpebral reconstruction　38
partial-thickness cross lip flap
　　　　　　　　　　　　　73
pedicled flap　38
perforator flap　57
reconstructive surgery　49
rhomboid flap　84
rhomboid to W flap/rhomboid to
　　W technique　29,84
rotation flap　49

― S・T ―
scalp reconstruction　84
scar contracture　1
supratrochlear artery　38
switch flap　63
tissue expansion　84
tissue reconstruction　29
transposition flap　1,29
triangular flap　1

― U・V ―
upper lip reconstruction　57
V-W plasty　11
V-Y advancement flap　22
Y-V advancement flap　22
Y-V plasty　1,11
Z plasty　1,29

WRITERS FILE

ライターズファイル（五十音順）

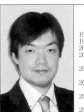

小川　令
（おがわ　れい）
1999年　日本医科大学卒業
1999年　同大学形成外科入局
2005年　同大学大学院修了
2005年　会津中央病院形成外科，部長
2006年　日本医科大学形成外科，講師
2007年　米国ハーバード大学形成外科，研究員
2009年　日本医科大学形成外科，准教授
2013年～現在　東京大学，非常勤講師（兼任）
2015年　日本医科大学形成外科，主任教授

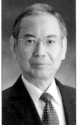

鈴木　茂彦
（すずき　しげひこ）
1977年　京都大学卒業
　　　　同大学形成外科入局
1978年　浜松労災病院形成外科医員
1987年　京都大学大学院修了
　　　　同大学形成外科，助手
1989年　同，講師
1992年　同，助教授
1999年　香川医科大学形成外科，教授
2003年　京都大学形成外科，教授
2018年　浜松労災病院，院長

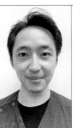

美馬　俊介
（みま　しゅんすけ）
2014年　徳島大学卒業
2016年　同大学形成外科入局
2017年　高知医療センター形成外科
2021年　徳島大学大学院

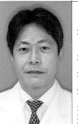

尾﨑　峰
（おざき　みね）
2000年　東京医科歯科大学卒業
　　　　東京大学形成外科入局
　　　　関東中央病院外科
2001年　静岡県立総合病院形成外科
2002年　東京大学形成外科，医員
2003年　杏林大学形成外科，助手
2010年　同，講師
2014年　同，准教授
2020年　同，臨床教授

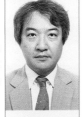

田中　克己
（たなか　かつみ）
1984年　長崎大学卒業
　　　　同大学形成外科入局
1988年　松江赤十字病院形成外科
1989年　大分中村病院形成外科
1992年　長崎大学形成外科，助手
1999年　同，講師
2003年　同，助教授
2008年　同，准教授
2015年　同，教授

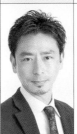

元村　尚嗣
（もとむら　ひさし）
1995年　大阪市立大学卒業
　　　　同大学形成外科入局
1995年　浜松労災病院形成外科
1997年　石切生喜病院形成外科
1999年　天理よろづ相談所病院形成外科
2001年　大阪市立大学形成外科，医員
2005年　同大学形成外科，講師
2011年　独国 Ludwig-Maximilians-Universität München 留学
2014年　大阪市立大学形成外科，准教授
2015年　同，教授

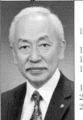

楠本　健司
（くすもと　けんじ）
1980年　鳥取大学卒業
　　　　京都大学形成外科入局
1982年　同大学口腔外科，助手
1988年　同大学形成外科，助手
1990年　関西医科大学形成外科学講座，講師
1997年　同，助教授
2006年　同，教授
2021年　同大学，名誉教授
　　　　くすもと形成外科クリニック，院長

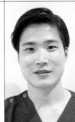

平山　晴之
（ひらやま　はるゆき）
2016年　千葉大学卒業
　　　　武蔵野赤十字病院，初期臨床研修医
2018年　東京慈恵会医科大学形成外科，助教

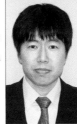

栁澤　大輔
（やなぎさわ　だいすけ）
2006年　信州大学卒業
　　　　長野県飯田市立病院，臨床研修医
2008年　信州大学形成外科，医員
2009年　諏訪赤十字病院形成外科
2010年　長野赤十字病院形成外科
2012年　信州大学形成外科，医員
2013年　同，診療助教
2018年　同，助教（特定雇用）

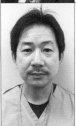

真田　武彦
（さなだ　たけひこ）
1990年　東北大学卒業
1992年　同大学形成外科入局
1994年　金沢医科大学形成外科
1996年　東北大学形成外科
1998年　竹田綜合病院形成外科
1999年　東北大学形成外科，助手
2003年　宮城県立こども病院形成外科

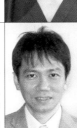

三川　信之
（みつかわ　のぶゆき）
1991年　東京医科大学卒業
　　　　昭和大学形成外科入局
1995年　同大学大学院修了
1997年　同大学形成外科，助手
1998年　丸山記念総合病院形成外科，部長
2000年　聖マリア病院形成外科
2002年　同，部長
2009年　昭和大学形成外科，専任講師
　　　　Great Ormond Street Hospital for Children, Craniofacial Center (London) 留学
2010年　Necker 小児病院，Craniofacial Unit (Paris) 留学
2011年　千葉大学大学院医学研究院形成外科学，准教授
2016年　同，教授

CONTENTS

局所皮弁デザイン
—達人の思慮の技—

編集／くすもと形成外科クリニック院長　楠本健司

Z 形成術とその変法と応用 ………………………………………………… 鈴木茂彦　**1**

Z 形成術は形成外科の基本的手技であるが，バリエーションが多く奥が深い．種々のバリエーションや YV 形成術など他の術式を理解した上で，症例に応じた術式の選択が必要である．

Y-V 形成術，5-flap Z 形成術，4-flap Z 形成術と応用 ……………… 田中克己　**11**

前進皮弁と Z 形成術の応用である各種形成術を用いる際には，原理を正しく理解し，適応することで効果的な結果が得られる．

V-Y advancement flap とその応用 ………………………………………… 小川　令　**22**

V-Y advancement flap は作図が容易で，手術手技も簡易であり，組織欠損を被覆するのに便利な皮弁である．しかし，島状皮弁であることが多いため皮弁の全周が瘢痕となる欠点もある．V-Y 皮弁の利点と欠点を理解し，適材適所で工夫しながら利用することが大切である．

Rhomboid 皮弁とその類型皮弁の応用 ……………………………………… 元村尚嗣　**29**

①Rhomboid 皮弁を理解するためには，Z 形成術を知るべきである．
②Rhomboid 皮弁は donor を閉鎖することで成立する皮弁である．
③Limberg 皮弁，Dufourmentel 皮弁などの特徴について理解するべきである．
④鼻翼を除く鼻部～頬部は rhomboid 皮弁のよい適応部位であり，下腿などでは Rhomboid-to-W 皮弁がよい適応である．

正中部前額皮弁とその応用 …………………………………………………… 尾﨑　峰　**38**

正中部前額皮弁は滑車上動脈を栄養血管とした軸走型皮弁である．そのため，血行の安定した自由度の高い皮弁の作成が可能であり，多様な鼻部再建のみならず，眼瞼部などの再建にも使用できる．

◆編集顧問／栗原邦弘　百束比古　光嶋　勲
◆編集主幹／上田晃一　大慈弥裕之　小川　令

【ぺパーズ】
PEPARS No.184/2022.4◆目次

頬部，下眼瞼欠損に対する治療戦略—頬部回転皮弁— ······················ 平山晴之ほか　**49**

　　頬部回転皮弁は頬部および下眼瞼の再建に頻用される．回転皮弁の概念，頬部回
　　転皮弁の適応，unit 原理，手術方法，合併症，頬部回転皮弁を用いた種々の再建
　　について述べる．

鼻唇溝皮弁とその応用 ·· 美馬俊介ほか　**57**

　　鼻唇溝皮弁の基本的な挙上方法についてまとめ，様々な欠損への応用については
　　症例を提示して解説する．整容的に良好な結果を得るための工夫やポイントを記
　　載した．

眼瞼の各種交叉皮弁と応用 ·· 栁澤大輔ほか　**63**

　　筆者が行っている上眼瞼の全層欠損の再建について写真を提示しながら解説し，
　　各種の交叉皮弁を用いた再建方法について述べる．

口唇の各種交叉皮弁と応用 ·· 三川信之ほか　**73**

　　上下口唇の血流を含めた解剖を基盤とした口唇交叉皮弁について，Abbe 皮弁な
　　ど口唇全層の典型的な皮弁のデザイン，皮弁の挙上と移動，術後ケアなどを概説
　　する．さらに交叉粘膜弁や分層口唇交叉皮弁など種々多様な変法に関しても一部
　　言及する．

頭皮の再建における各種局所皮弁とその応用 ·························· 真田武彦ほか　**84**

　　頭皮の再建に用いられる各種の局所皮弁の適応について述べた．このうち，菱形
　　皮弁，回転皮弁，横転皮弁について解説した．

ライターズファイル ······························ 前付 3
Key words index ······························· 前付 2
PEPARS　バックナンバー一覧 ·············· 96～97
PEPARS　次号予告 ····························· 98

「PEPARS®」とは Perspective Essential Plastic
Aesthetic Reconstructive Surgery の頭文字よ
り構成される造語．

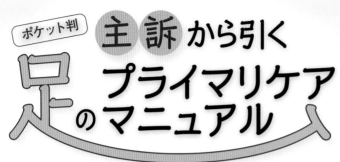
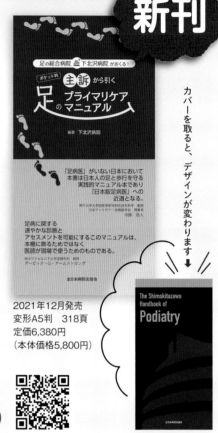
CONTENTS

I　初診時の診察
A　問　診
1. 足　病
2. 下肢救済，創傷
3. 糖尿病
B　足部の診察と検査
1. 足部アライメントの診断とそのパターン
2. X線による画像診断
　①足　病
　②下肢救済
3. 足病の画像検査
　①超音波
　②CT と MRI
4. 下肢救済の生理機能検査
　①下肢血流の機能的検査
　②下肢救済の画像検査

II　主訴からみる鑑別診断
A　足　病
1. 痺れ
　①下肢の痺れ
　②足部に限定した痺れや痛み
2. 痛み（侵害受容性疼痛）
3. 間欠性跛行
4. 足趾変形
5. 爪の異常
6. 皮　疹
7. 紫　斑
8. 圧痛を伴う下肢の結節
　（結節性紅斑とその他の鑑別疾患）
9. 足の色素性病変
10. 臭い，多汗
11. 胼胝・鶏眼・疣贅
12. 胼胝マップ
13. 色調不良
14. むくみ
15. こむら返り（足が攣る）
B　慢性創傷のある患者への対応
1. 足部の潰瘍の基本的な診断
2. 下腿潰瘍の鑑別
3. ガス壊疽と虚血性壊疽
4. 感染（発赤，腫脹，膿）

III　足の疾患 各論
A　運動器疾患
1. 扁平足障害
　①成人扁平足
　②小児の扁平足
2. 前足部の疾患
　①外反母趾
　②強剛母趾と制限母趾
　③マレットトウ（槌趾），ハンマートウ，クロウトウ（鉤爪趾）
　④内反小趾
　⑤種子骨障害
　⑥モートン病
　⑦リウマチ足
3. 後足部の疾患
　①足底腱膜炎
　②外脛骨障害
　③アキレス腱症
　④足根管症候群
　⑤後脛骨筋腱機能不全
　⑥足根洞症候群
　⑦足根骨癒合症
4. 足関節の疾患
B　外傷（骨折と靱帯損傷）
1. 画像診断
2. 対　応
C　浮　腫
D　下肢救済
1. 足病変の診断と治療方針
2. 糖尿病性足病変
　①血流障害
　②神経障害　フェルトと装具
　③糖尿病足感染と糖尿病足骨髄炎
　④シャルコー足
3. 糖尿病管理の基本
4. 糖尿病の周術期管理と栄養管理
5. 閉塞性動脈硬化症
　①血行再建（EVT と外科的血行再建術）
　②疼痛管理
　③補助療法
　④薬物療法
　⑤運動療法
6. Buerger病
7. Blue toe syndrome
8. 下肢静脈瘤
9. 深部静脈血栓症
E　爪
1. 爪・足白癬
2. 巻き爪，陥入爪，爪甲肥厚
3. 爪と腫瘍
F　その他
1. 膠原病・類縁疾患
　①膠原病（関節リウマチなど）
　②関節リウマチ以外の膠原病・類縁疾患
2. 結晶性関節炎（痛風関節炎・CPPD 関節炎）
3. レストレスレッグス症候群（むずむず脚症候群，下肢静止不能症候群）

IV　足診療の基礎知識
A　足部の解剖
1. 骨　格
2. 筋肉，腱，靱帯
3. 血　管
4. 神　経
5. 関節可動域
B　歩行周期

索　引

コラム
● 足趾 MTP 関節の可動域訓練
● 神経障害と圧迫療法
● 体液の再分配
● 母趾の退化？
● 機能的制限母趾
●「いつまで履かなきゃいけないんですか？」
● 爪白癬の治療ゴールをどこにすべきか

全日本病院出版会　www.zenniti.com　〒113-0033 東京都文京区本郷 3-16-4　Tel:03-5689-5989　Fax:03-5689-8030

PEPARS No.184：1-9, 2022

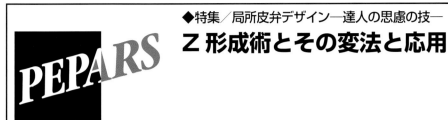

◆特集／局所皮弁デザイン—達人の思慮の技—

Z形成術とその変法と応用

鈴木　茂彦*

Key Words：Z形成（Z-plasty），YV形成（YV-plasty），横転皮弁（transposition flap），三角皮弁（triangular flap），瘢痕拘縮（scar contracture）

Abstract　　Z形成術は，2つの三角皮弁を互いに入れ替える手技で，横転皮弁に属する形成外科の基本的手技である．一方向への延長のほか，立体的構築の変化，直線縫合線の分断効果，部位の入れ替えなどを目的として施行される．

　シンプルなZ形成術は幅の狭い瘢痕拘縮形成に用いられる．バリエーションとして直線分断効果と再拘縮予防効果を主な目的とする連続小Z形成術，比較的軽度で幅の広い瘢痕拘縮に有用な並列連続Z形成術，YV形成術とのコンビネーションである5-flap Z形成術（5Z形成術），7-flap Z形成術（7Z形成術）などがある．さらに拘縮解除と瘢痕切除を兼ねられる術式として planimetric Z形成術があり，そのサブバリエーションとして交互連続 planimetric Z形成術，斜め連続 planimetric Z形成術などがある．

　Z形成術および種々のバリエーションについて有用性と適応の実際を述べる．

はじめに

　Z形成術は横転皮弁（transposition flap）に属する局所皮弁手技で，前進皮弁（advancement flap）に属するYV皮弁と並んで皮膚の延長，拘縮解除に用いられる代表的手技である．

　一方向への延長のほか，中央脚の凹凸の入れ替わりによる立体的構築の変化，直線縫合線の分断効果，部位の入れ替え，などを目的として施行される．Z形成術は形成外科の基本的手技であるが，バリエーションが多く奥が深い．

Z形成術

　基本となる頂角60°の三角皮弁2つの場合，皮弁を入れ替えると，元の作図を反転させて90°回転した形になり，元の中央脚方向は理論上1.73倍に延長される（図1-a）．しかし実際の延長率は三角皮弁自体の伸展性，三角皮弁に加わっている緊張度，周囲の皮膚の伸展性や拘縮程度など種々の状況により変わってくる．皮膚の伸展性を加味しないペーパーモデルで皮弁を移動すると立体的構築が変化し，中央脚の凹凸が入れ替わり（図1-b），3次元的には理論上の1.73倍に延長される．関節屈曲面でテント状に瘢痕拘縮が生じている場合はこの立体的構築の変化を最大限生かすことができ，理論通りに延長されるので効果は大きい（図2）．

　立体的構築の変化がなくても，縦方向の拘縮の解除により新たに必要になる皮膚量と横方向の皮膚のゆとりがぴたりと合えば三角弁は平面のまま

* Shigehiko SUZUKI，〒430-8525　浜松市東区将監町25　浜松労災病院，院長

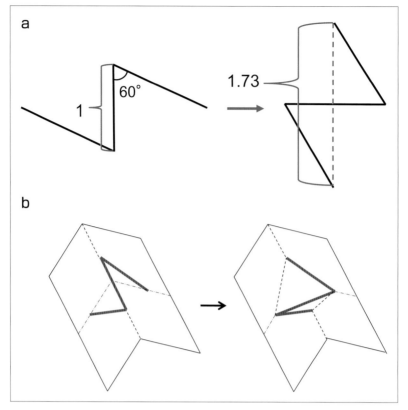

図 1.
a：基本となる頂角 60° の三角皮弁 2 つの Z 形成術
b：Z 形成術ペーパーモデル

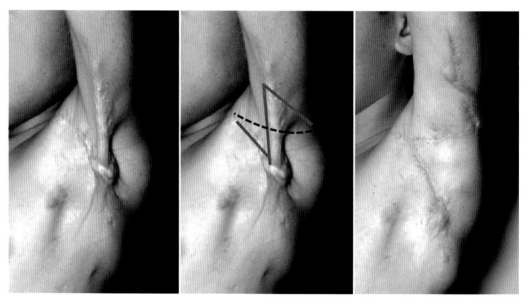

図 2.

a｜b｜c

a：5 歳，男児．左腋窩部のテント上につっぱった皮膚腫瘍切除後の線状瘢痕拘縮
b：Z 形成術の作図
c：術後 15 か月．凹凸が入れ替わり良好な結果が得られている．

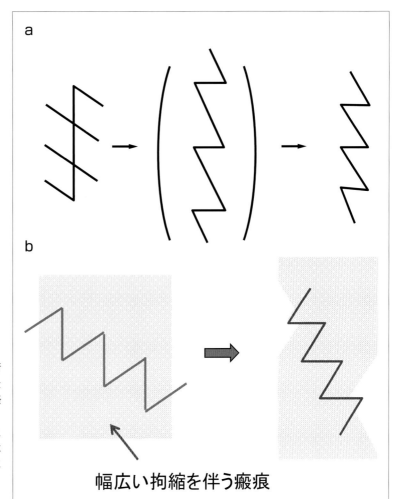

図 3.
a：連続小 Z 形成術．Z 形成術
により延長される幅が狭いた
め，周囲から圧縮されて実際
の延長効果は少ない．
b：並列連続 Z 形成術．1 つ 1
つの Z 形成術による延長量は
少ないが，幅広い瘢痕拘縮に
有用である．

幅広い拘縮を伴う瘢痕

で入れ替えることができる．ただし多くの場合，
三角皮弁を入れ替えると周囲の皮膚に圧縮され
dog ear を生じたりして延長効果は減じる．
　2 つの三角皮弁の頂角は同じでなくてもよく，
それぞれ自由に設定できる．どのような作図を行
うかで結果が大きく違ってくるので，経験の浅い
術者は事前にペーパーモデルなどで十分な検討を
してから手術に臨むのがよい．頂角の大きさに比
例して理論上の延長量は大きくなるが，延長方向
と直角方向の短縮量も増すので，直角方向の周囲
皮膚に十分余裕が必要である．あらかじめ皮膚の
余裕を確認してから切開を始めないと縫合できな
くなる可能性がある．首尾よく三角皮弁を入れ替
えて縫合できても，周囲の皮膚により圧縮されて
dog ear を生じると延長効果は減少する．一方頂
角を小さくすると延長効果は減弱するが，立体構

築の変化は少ないので部位を入れ替えたい目的に
適する．

Z 形成術のバリエーション

1．連続小 Z 形成術

　小さな Z 形成を連続させた連続小 Z 形成術(図
3-a)は，Z 形成移動後に中心脚に沿った理論上の
延長は圧縮され，凸凹が連続するだけで実際の延
長効果は少なく，直線分断効果と再拘縮予防効果
が主な使用目的となる．皮弁移動後の新たな中心
線をできるだけ皺のラインに平行になるように作
図する．

2．並列連続 Z 形成術

　幅広い瘢痕拘縮で大きい Z 形成術を施行できる
ほどには横方向に皮膚の余裕がない場合に有効で
ある(図 3-b)．瘢痕拘縮を解除するために必要な

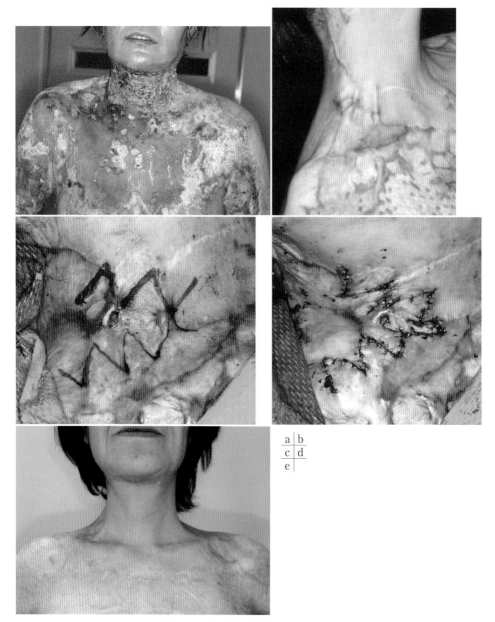

a | b
c | d
e

図 4.

a：46 歳，女性．上半身Ⅲ度熱傷(受傷 17 日後)．順次，植皮手術を施行．頚部
　は分層シート植皮，その他はパッチ植皮やメッシュ植皮
b：13 か月後．右頚部から鎖骨部にかけ軽度の瘢痕拘縮を認める．
c：並列連続 Z 形成術の作図
d：手術直後
e：並列連続 Z 形成術施行後 17 年

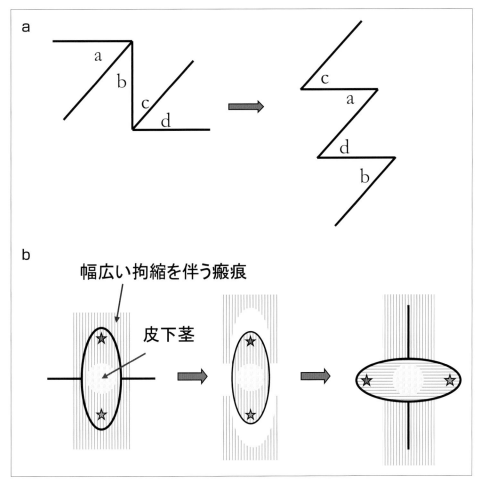

図 5.

a：4Z 形成術
b：180°回転させた 2 つの Z 形成の組み合わせ（紡錘形皮下茎皮弁の 90°回転）

部位に Z 形成を作図していくと結果的にこの作図になる場合もある．拘縮がなくなれば肥厚性瘢痕は早く平坦化し瘢痕自体も目立たなくなるので，この術式はパッチ植皮後などで拘縮程度が軽度ながらも幅の広い瘢痕修正手術に有用である（図4）．

3．2つの Z 形成術の組み合わせ

頂角 90°以上の三角皮弁を 2 つに分割して 2 回 transposition を繰り返す術式（いわゆる 4Z 形成術）（図 5-a）が，Limberg[1]の著書の中で触れられている．限局した幅の狭い瘢痕拘縮で拘縮に直交する方向に皮膚の余裕が十分ある場合に延長効果は高く有用である．ただし三角皮弁の頂角が鋭角になり血行が悪くなりやすいので，実際に適応になる症例は少ない．

紡錘形の皮下茎皮弁を 90°回転させて瘢痕拘縮を解除する術式[2]も 1 つの Z 形成術に 180°回転させたもう 1 つの Z 形成術を組み合わせたものと考えることができる（図 5-b）．通常，三角皮弁の頂角が大きくなると有茎では回転させにくいが皮下茎とすることで回転しやすくなり dog ear が生じにくい．幅広い瘢痕拘縮に有効で，穿通枝を含めることができれば大きな皮弁でも血行がよくなり適応が拡がる．

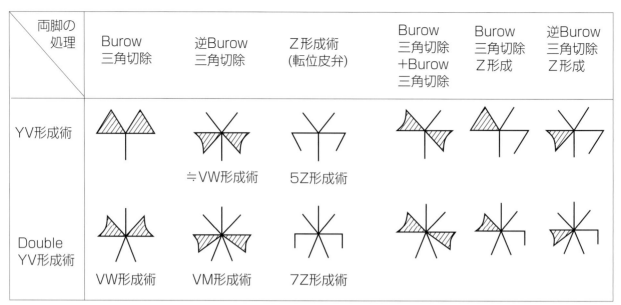

両脚の処理	Burow 三角切除	逆Burow 三角切除	Z形成術 (転位皮弁)	Burow 三角切除 +Burow 三角切除	Burow 三角切除 Z形成	逆Burow 三角切除 Z形成
YV形成術		≒VW形成術	5Z形成術			
Double YV形成術	VW形成術	VM形成術	7Z形成術			

図 6. 5Z 形成術, 7Z 形成術を含む YV 形成術と double YV 形成術の統合的分類

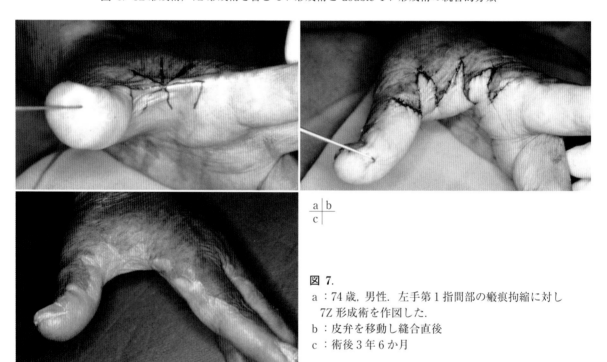

図 7.
a：74 歳, 男性. 左手第 1 指間部の瘢痕拘縮に対し 7Z 形成術を作図した.
b：皮弁を移動し縫合直後
c：術後 3 年 6 か月

4．YV 形成術とのコンビネーション（5Z 形成術，7Z 形成術）

　YV 形成術の両翼に 1 対の Z 形成術を組み合わせた 5Z 形成術[3]および double YV 形成術と組み合わせた 7Z 形成術[4]（図 6）は，主に関節屈曲部の瘢痕拘縮など立体的構築の変化を生かせる部位が適応となる．YV 形成術や double YV 形成術と併用する Z 形成術が平面的移動にとどまる場合, dog ear 処理のためのトリミングを要することが多い．トリミングが多くなりそうな場合は，YV 形成術の両翼への追加手技として一対の Z 形成術に限らず，Burow の三角切除や逆 Burow の三角切除の応用も検討し，瘢痕拘縮の程度や切除したい瘢痕の部位を鑑みて柔軟に対応するのがよい[5]．

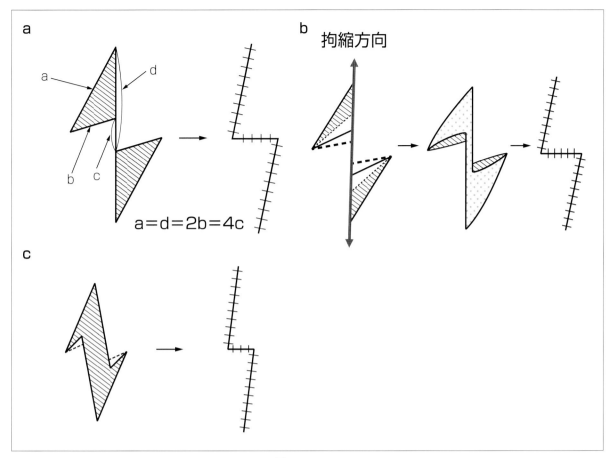

図 8.

a：planimetric Z 形成術（Roggendorf 原法）．頂角は 75°
b：拘縮がある場合に原法の頂角 75°の切開線（太い破線）で切開すると中央脚は
　縮み，外側脚と長さが合わなくなる．拘縮が軽度であれば頂角 60°程度の切開
　線（実線）で長さが合うが，拘縮が強い場合はそれよりも鋭角で切開（細破線）
　し，後でトリミングする．
c：瘢痕切除を兼ねた拡大 planimetric Z 形成術．拘縮がなければ破線の切開で
　よいが，拘縮程度に応じて少し鋭角な作図を行う．

7Z 形成術は 5Z 形成術と比較して，三角皮弁が鋭
角になり血行が乏しくなりやすいので適応が限ら
れるが，第 1 指間部のテント状の瘢痕拘縮など，
適応を選べば効果が高い（図 7）．

Planimetric Z 形成術

通常の Z 形成術では立体的構築が入れ替わるの
に対し，Roggendorf は頂角 75°とし，三角形状に
余剰皮膚を切除することで皮弁移動後も平面を保
たせる術式を報告した[6]（図 8-a）．

Roggendorf の原法では三角皮弁の頂角は 75°で
あるが，瘢痕切除に用いると拘縮がある場合，切
開後中心脚が縮み長さが合わなくなるので，三角
皮弁の頂角を鋭角にして皮膚切除を少なくしてお
き，移動後にトリミングするのが無難である（図
8-b）[7]．瘢痕幅はやや広いが拘縮程度が軽く瘢痕
周囲の皮膚の余裕がある場合，ある程度の幅の瘢
痕切除と拘縮の解除を兼ねた拡大 planimetric Z
形成術を用いる（図 8-c）．

バリエーションとして互い違いに Z 形成術を連

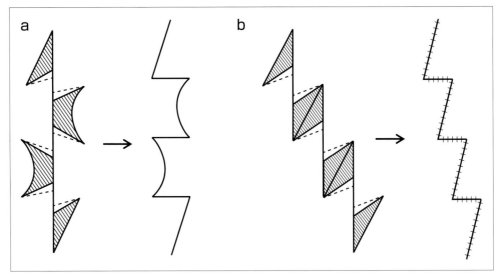

図 9.
a：交互連続 planimetric Z 形成術　　　b：斜め連続 planimetric Z 形成術

続させた交互連続 planimetric Z 形成術（図 9-a）
や，斜め連続 planimetric Z 形成術（図 9-b）があ
る．後者は長軸方向よりやや斜めに瘢痕があり拘
縮ラインが幅広い場合に有用性が高い．横方向に
皮膚の余裕があればある程度の幅の瘢痕切除を加
え，作図を拡大することが可能である．拡大斜め
連続 planimetric Z 形成術（図 10）は W 形成術と類
似しているが延長効果がある点で異なる．拘縮が
解除されると肥厚性瘢痕は平坦化し瘢痕は目立ち
にくくなるが，白斑や色素沈着が残っている部分
など，拘縮解除後も瘢痕が目立つと思われる部分
を優先して切除範囲に含まれるように工夫して作
図する．

考　察

　Z 形成術は形成外科の基本的手技であるが術前
の評価を誤ると，皮弁を挙上したものの縫合でき
なくなるなど失敗しやすい難しい手技でもある．
瘢痕拘縮の程度と三角皮弁部および皮弁周囲皮膚
の緊張度を綿密に考慮して適切な作図を行い，慎
重に手術を遂行することが必要である．
　Z 形成術と並んで瘢痕拘縮形成手術に用いられ
る YV 形成術は Z 形成術と比べ拘縮解除効果は劣
るものの，V 皮弁を伸展させながら少しずつ拘縮
解除を進めることができるので，安全度の高い術
式である．幅広い瘢痕拘縮で瘢痕切除を兼ねたい

場合は，拡大 planimetric Z 形成術と，YV 形成術
のどちらも適応となるが，症例ごとに両者の優劣
を比較しながら選択する．YV 形成術において
Burow の三角切除で瘢痕切除を行う際，拡大 pla-
nimetric Z 形成術を併用することも可能であり，
術後の再拘縮予防にも有効である．

おわりに

　Z 形成術の種々のバリエーションを理解し，さら
に YV 形成術など他の術式も比較の対象として念
頭に置き，症例に応じた術式の選択が必要である．

参考文献

1) Limberg, A. A.：The planning of local plastic
operations on the body surface. Translated by
Ansony, W. S. The Collamore Press D. C. Health
and Company, Lexington, Massachusetts, 1984.
Originally published in 1963 by the Government
Publishing House for Medical Literature, Lenin-
grad, U. S. S. R.
Summary　局所皮弁のバイブルと言うべき 635
ページに及ぶ名著．Z 形成およびそのバリエー
ションに関しても詳細に記述されている．

2) Suzuki, S., et al.：The use of subcutaneous pedi-
cle flaps in the treatment of post-burn scar con-
tractures. Plast Reconstr Surg. **80**：792-797,
1987.
Summary　拘縮解除後の補填に 90°回転を含む

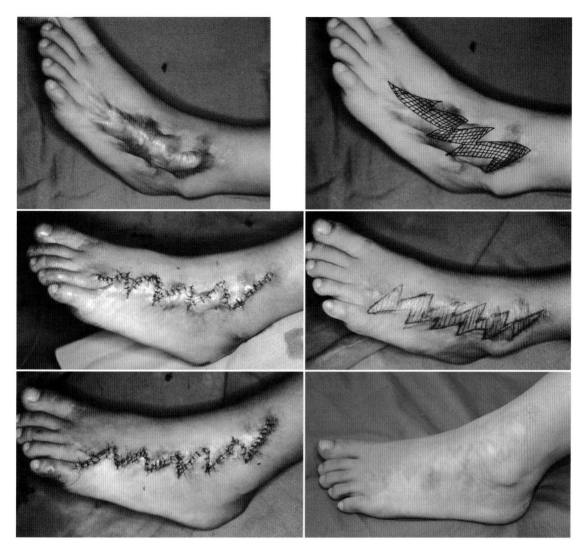

a	b
c	d
e	f

図 10.

　a：6 歳，女児．左足足背部の軽度拘縮を伴う肥厚性瘢痕
　b：拡大斜め連続 planimetric Z 形成術の作図
　c：術直後
　d：術後 7 か月．残った瘢痕をさらに減量するための 2 度目の手術作図
　e：2 度目の手術直後
　f：術後 14 年

いろいろな移動手段を駆使した皮下茎皮弁の応用を示した論文．

3）Hirshowitz, B., et al.：Combined double Z-plasty and Y-V advancement for thumb web contracture. Hand. **7**：291-293, 1975.

4）Karacaoglan, N., et al.：The seven flap-plasty. Br J Plast Surg. **47**：372-374, 1994.

5）Suzuki, S., et al.：Proposal for a new comprehensive classification of V-Y plasty and its analogues：The pros and cons of inverted versus ordinary Burow's triangle excision. Plast Reconstr Surg. **98**：1016-1022, 1996.
Summary　5Z 形成術，7Z 形成術を包括した YV 形成術の統合的分類の提案（筆者は「Y-V plasty」として投稿したが PRS 編者により「V-Y plasty」と直して掲載された．）

6）Roggendorf, E.：The planimetric Z-plasty. Plast Reconstr Surg. **71**：834-842, 1983.

7）Suzuki, S., et al.：Versatility of modified planimetric Z plasties in the treatment of scar with contracture. Br J Plast Surg. **51**：363-369, 1998.
Summary　拘縮の解除と瘢痕の減量を兼ねる術式としての planimetric Z 形成術の有用性を述べている．

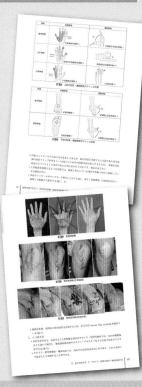

PEPARS　No.184：11-21，2022

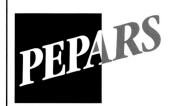

◆特集／局所皮弁デザイン─達人の思慮の技─

Y-V 形成術，5-flap Z 形成術，4-flap Z 形成術と応用

田中　克己*

Key Words：Y-V 形成術（Y-V plasty），5-flap Z 形成術（five flap Z plasty），4-flap Z 形成術（four flap Z plasty），V-W 形成術（V-W plasty）

Abstract　　局所皮弁は比較的小範囲の皮膚の欠損や瘢痕拘縮などの解除に対して，周囲の皮膚の色調や質感を変えることなく，組織の環境を改善することができる．なかでも線状の瘢痕を修正する際に Y-V 形成術などの前進皮弁や Z 形成術を応用した皮弁を用いることで良好な結果が得られる．

また，前進皮弁と Z 形成術の様々な組み合わせによって，その延長効果も高くなり，機能的にも整容的にも優れた結果が期待される．適用の際には，それぞれの適切な作図と皮弁移動後の新たな縫合線を正しく予測することが重要と考える．

はじめに

　形成外科手術の中で Z 形成術を代表とする局所皮弁の手術は皮膚の色調や質感を失うことなく，良好な治療成績が得られる．また，皮弁の前進移動や入れ替えにより拘縮を解除することも可能である．今回は Y-V 形成術を中心に，Z 形成術との組み合わせなどについて図説を用いて詳述する．これまでまとまった解説は少なかったため，少しくどい解説になってしまったことをご理解願いたい．

Y-V 形成術

1．理論と作図

　基本的な考えは図 1 のように，Y 字の皮弁を V 字として前進させ，縫合するものである[1)2)]．他稿で詳述されている V-Y 形成術の逆の手技である．本術式は先に述べたように前進皮弁として，次項に述べるような効果を発揮する．

2．効果と適応

A．組織の伸展効果

　本皮弁は図 1 のポリウレタンで作成した皮膚モデルに表現されるように Y 字の脚に V 字の皮弁が前進することにより，V 字の皮膚軟部組織が伸展される．Y 字の脚が短ければ，皮弁の前進する組織量は少なく，延長効果は小さい．Y 字の脚が長ければ，前進する組織量は大きく，延長効果が高くなる．

　この効果を用いた手術として，内眼角贅皮に対する内眼角形成術や口角形成術などがある．症例

* Katsumi TANAKA，〒852-8501　長崎市坂本1-7-1　長崎大学医学部形成外科，教授

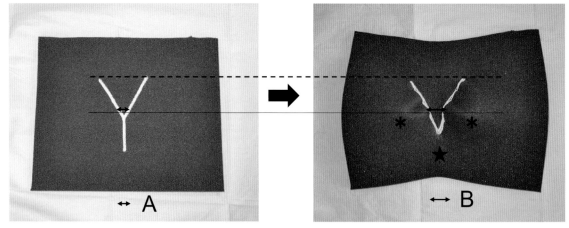

図 1. Y-V 皮弁のポリウレタンモデル a|b

a：Y-V 皮弁のデザイン

b：皮弁の前進移動後．Y 字の脚に V 字の皮弁が前進することにより，皮弁の
　伸展方向と直交する方向に組織が入り込み，延長される．また，皮弁の創縁
　（＊）と先端（★）にそれぞれ膨隆が認められる．

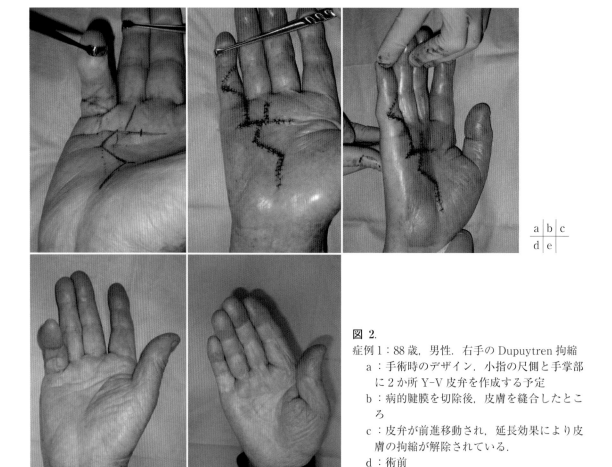

a | b | c
d | e

図 2.

症例 1：88 歳，男性．右手の Dupuytren 拘縮

　a：手術時のデザイン．小指の尺側と手掌部
　　に 2 か所 Y-V 皮弁を作成する予定

　b：病的腱膜を切除後，皮膚を縫合したとこ
　　ろ

　c：皮弁が前進移動され，延長効果により皮
　　膚の拘縮が解除されている．

　d：術前

　e：術後 1 年 7 か月の状態

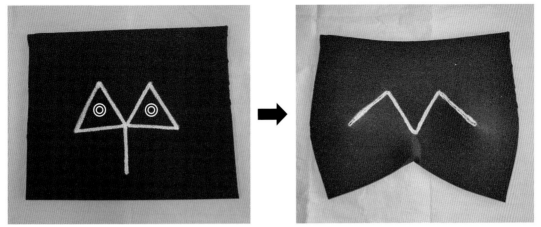

a｜b

図 3. Y–V 形成術に伴い，瘢痕を切除する場合のポリウレタンモデル
　　　a：Y–V 皮弁の両端に瘢痕として切除される部分（◎）
　　　b：Y–V 皮弁が前進するとともに瘢痕（◎）が切除された．

に応じて，5-flap Z 形成術として適用される場合もあり，後述する．

B．伸展方向と直交する方向への延長効果

これは Y 字の脚に V 字の皮弁が前進することにより，皮弁の伸展方向と直交する方向に組織が入り込み，延長される（図1）．皮弁の前進により，Y 字の脚の近くで A の長さであった部位は B の長さに延長されている．ただし，伸展効果の際にも述べたように皮弁の前進の前後で，お互いの創縁にひずみが生じるため，無理がないように軽度から中等度の延長効果に留めることが重要と考える．

この効果を利用したものでは，手の Dupuytren 拘縮の皮膚切開のデザインにしばしば使用されている[1]．

症例 1：88 歳，男性

右小指から手掌部にかけて，pretendinous cord, central cord, spiral cord による中等度の拘縮が認められた．小指の伸展は PIP 関節 − 46°，MP 関節 − 50° で Meyerding の分類で Grade 3 であった．小指基節部，手掌の 2 か所の合計 3 か所に Y–V 形成術を意識した切開を行い，病的腱膜を切除した．創閉鎖の際に皮弁を前進させ，皮膚の延長を行った（図2-a～c）．術後 1 年 7 か月の状態であるが，すべての指と手掌部の良好な伸展が得られており，皮膚の拘縮も認められない（図2-d，e）．

C．瘢痕の切除

Y–V 形成術の組織移動の際に移動後 V 字の両脚に組織の膨隆が生じる．これは前述したように移動後の組織の余剰が V 字の両側に生じた結果である．そこで，この部分をあらかじめ切除するようなデザインを考えることも可能となる．図3の Y 字の両側の領域（◎）が瘢痕となるようなデザインを行う．皮弁が前進することで Y 字の両側の領域（◎），つまり瘢痕の部分は切除され，同時に膨隆も解消されることになる（図3）．

3．注意点

Y 字の脚の部分に V 字の皮弁が前進することで周囲の創縁と皮弁の長さのずれにより膨隆（＊）が生じる．また，前進皮弁の先端にも同様に膨隆（★）が生じる（図1-b）．そのため周囲に膨隆と陥凹が生じることになる．Y 字の脚の部分が長すぎると伸展効果や延長効果は大きくなるもののひずみによる膨隆の変化が大きくなりすぎるため注意が必要である．

また，皮弁の長さが長すぎると皮弁の先端の血行障害を生じやすいので注意が必要である．

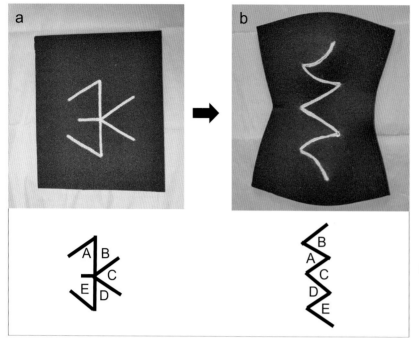

図 4.
5-flap Z 形成術
　　a：デザイン
　　b：Y-V 皮弁が前進し，同時に 2
　　か所で Z 形成術が行われた.

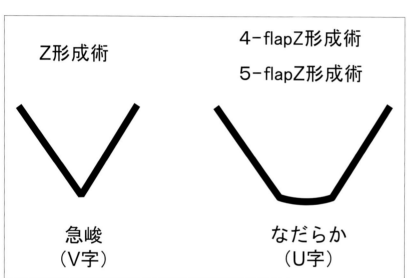

図 5.
輪郭の形成術における Z 形成術, 4-flap Z 形成術, 5-flap Z 形成術
Z形成術では，指間部が急峻となり，V 字状になるが，4-flap Z 形成術，5-flap Z 形成術では，いずれも指間部がなだらかなスロープ状となり U 字状を呈する．自然な輪郭が得られる.

5-flap Z 形成術

1．理論と作図

　Mustardé JC[3], Hirshowitz ら[4]により報告され，2つの相対する Z 形成術に Y-V 形成術を組み合わせた手術法である．図4はポリウレタンで作成したモデルであるが，皮弁の延長効果はこれらの延長効果の総和となる．また，モデルでも見られるように実際には皮膚のねじれによるひずみはそれほど大きくない(図4).

2．効果と適応

　前述したが，2つの Z 形成術の間に Y-V 形成術が行われ，しかも延長方向が同一方向であるため，高い延長効果が得られる．また，図4で示されるように皮弁 A と皮弁 E は厳密には三角皮弁ではないため，皮弁の移動後に V 字の皮弁が前進する面が dog ear となり，修正が必要になる．

　本法の効果的な適応として内眼角や指間などの自由縁の拘縮症例に用いられる．また，Z 形成術では2つの皮弁の縫合部が移動した中央に来るため急峻な形(V 型)となるが，本法では中央に皮弁

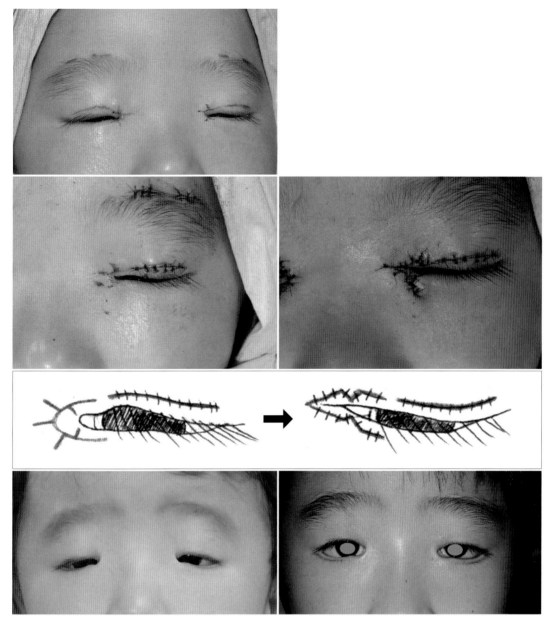

図 6. 症例 2：2 歳, 男児. 眼瞼裂狭小症候群

a：手術時のデザイン

b：大腿筋膜移植による前頭筋への吊り上げ術後で, Y-V 皮弁のデザインを行う. 実際には上下眼瞼の三角弁を作成しており, 5-flap Z 形成術と考えられる.

c：皮弁の前進移動後と上下眼瞼への小三角弁を挿入した.

d：手術時のシェーマ

e：術前

f：術後 5 年の状態. 手術部位は良好

が位置するため自然な輪郭(U 型)が得られる(図5).

症例 2：2 歳, 男児

眼瞼裂狭小症候群で, 両側に瞼裂狭小症, 眼瞼下垂, 逆内眼角贅皮が認められる(図 6-e). Y-V 皮弁による伸展効果と上下眼瞼に小三角弁を挿入し, 内眼角と眼瞼の形成術を行った(図 6-a〜d). また, 眼瞼下垂症に対しては, 大腿筋膜移植による吊り上げ術を行った. 術後 5 年の状態では, 良好な結果となっている(図 6-f).

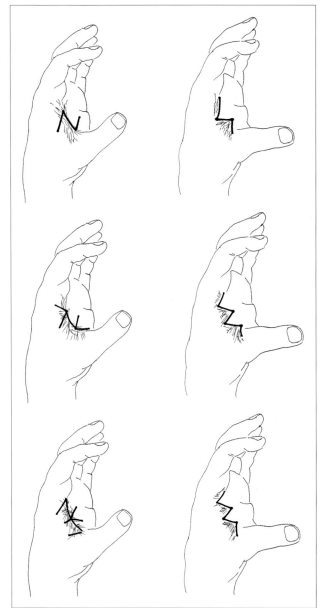

a
—
b
—
c

図 7.
一側に瘢痕を伴う際の指間形成術
いずれも瘢痕を正常皮膚の皮弁で分断することが必要
 a：Z 形成術
 b：4-flap Z 形成術
 c：5-flap Z 形成術

　指間や腋窩・膝窩などの関節窩の熱傷瘢痕拘縮例では，多くは関節窩には瘢痕がないため関節窩側に V 字皮弁をデザインすることで瘢痕を分断することが可能となり，効果的である（図 7）．

　症例 3：5 歳 9 か月，女児
　右手熱傷瘢痕拘縮例．生後 1 歳時に炊飯器の蒸気で手掌部に熱傷を受傷．2 歳 6 か月時に熱傷瘢痕拘縮に対して，土踏まず部からの植皮術を施行した．その後経過観察中であったが，手掌側の瘢痕と示・中指間および環・小指間の瘢痕拘縮による指間挙上と指の外転制限が認められた．そのためそれぞれの指間部に 5-flap Z 形成術を施行し

た．手背側からの皮弁を前進させることで手掌側の瘢痕を分断し指間形成を行った．皮弁を作成した時点でそれぞれの皮弁は自然に入れ替わることとなった．手術後 1 年 6 か月時の状態であるが，手指の運動制限はなく，整容的にも良好である（図 8）．

　3．注意点
　Z 形成術の間に入る Y 字の脚の長さで前進量が変わり，同時に 2 つの Z 形成術における四角弁のトリミングも決まる．片方の皮弁が四角皮弁となるため，広範囲の瘢痕がある場合には注意を要する．

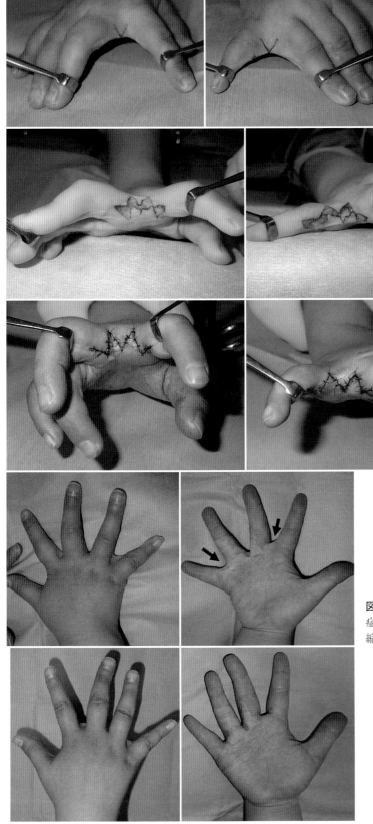

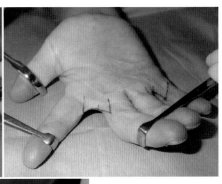

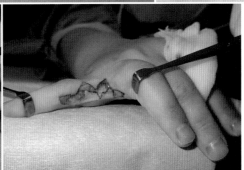

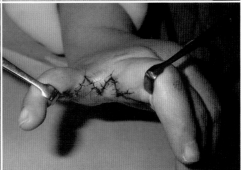

a	b	c
d	e	
f	g	
h	i	
j	k	

図 8.

症例 3：5 歳 9 か月，女児．右手熱傷瘢痕拘縮

　a：示・中指間のデザイン

　b：環・小指間のデザイン

　c：掌側のデザイン

　d：示・中指間の皮弁の切開後．皮弁が自動的に入れ替わった．

　e：環・小指間の皮弁の切開後．皮弁が自動的に入れ替わった．

　f，g：皮弁をそれぞれ縫合したところ

　h〜i：術前．矢印は水かき変形

　j〜k：手術後 1 年 6 か月

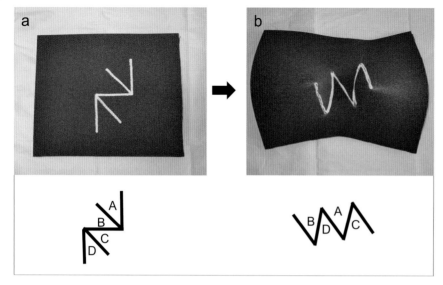

図 9.
4-flap Z 形成術（皮弁の角度が
45°）
　a：デザイン
　b：皮弁の移動後．両端にね
　　じれとなる膨隆が認められ
　　る．横方向の短縮は比較的
　　小さい．

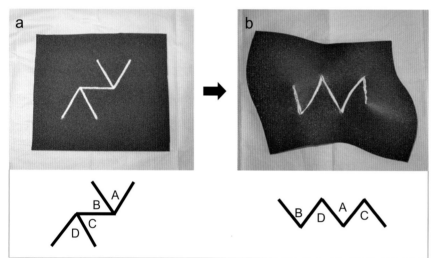

図 10.
4-flap Z 形成術（皮弁の角度が
60°）
　a：デザイン
　b：皮弁の移動後．両端のね
　　じれは 45°のデザインより
　　も大きい．延長効果は 45°
　　よりも高い．

4-flap Z 形成術

1．理論と作図

　Z 形成術における 2 つの三角皮弁のそれぞれが
等分になるように切開線を入れることで三角皮弁
の数を増やし，延長効果を高める方法である．

　本法は Furnas[5]，Limberg[6] により報告されてお
り，その後，多くの追試が行われてきた．4-flap
Z 形成術では隣接した皮弁の入れ替えではなく，
相対する皮弁を 1 つ越えるような移動となるため
延長効果が高くなるが，直交する横方向の短縮は
比較的小さい（図 9，10）．また，本法の皮弁の角
度は 45°〜60°で作成することが多く，60°の Z 形
成術では，延長率 68％，短縮率 41％であるのに比
べて，45°の 4-flap Z 形成術では延長率 111％，短
縮率 40％，60°の 4-flap Z 形成術では延長率
164％，短縮率 52％となる[2]（図 9，10）．

　Mir y Mir は皮弁の角度を 45°とした 4-flap Z
形成術の際に，その両端にさらに 45°の皮弁を加
えた 6-flap Z 形成術を報告した．本皮弁ではさら
に高い延長率が得られる[7]．

2．効果と適応

　この理論より，通常の Z 形成術に比べて高い延
長効果が得られるわりには横方向の短縮率が小さ
いため緊張も小さくなる．角度にもよるが，各皮
弁の回転は比較的小さいため生じる dog ear もあ
まり目立たない．

　本法には立体効果もあり，離れた 2 つの皮弁が

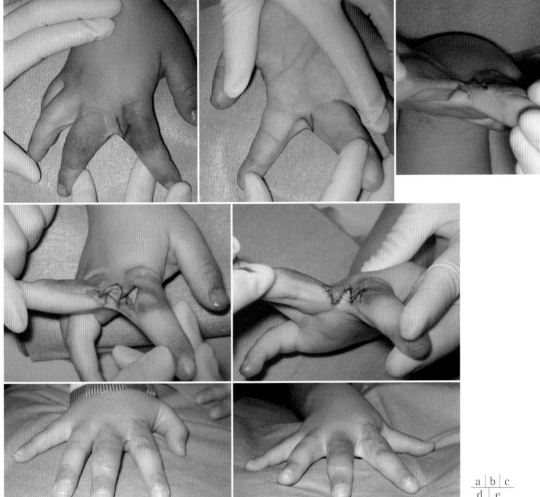

<table>
<tr><td>a</td><td>b</td><td>c</td></tr>
<tr><td>d</td><td colspan="2">e</td></tr>
<tr><td>f</td><td>g</td><td></td></tr>
</table>

図 11. 症例 4：4 歳，男児．右手熱傷瘢痕拘縮
手背側の植皮辺縁に拘縮を認め，指間の水かき変形が認められる．4-flap Z 形
成術による再建を予定
a：示・中指間背側に 45° の皮弁をデザイン
b：示・中指間掌側に 45° の皮弁をデザイン
c：指間からみたデザイン
d：皮弁の切開後．皮弁が自動的に入れ替わった
e：皮弁の縫合直後
f：術前
g：術後 2 年 6 か月後

中央の隣接した形となるため幅のある U 字型の谷間となり，指間形成に適している．藤井はこれらの効果により指間部の水かき形成矯正例に有用と報告している[8]．

　症例 4：4 歳，男児

　右手熱傷瘢痕拘縮例．植皮術後の瘢痕により示・中指間に水かきを伴う瘢痕拘縮が認められ

る．水かきを midline として手背側と手掌側にそれぞれ 2 つの 60° の三角皮弁を持つ 4-flap Z 形成術を行った．皮弁の切開を行うと 4 つの皮弁が自動的に入れ替わり，拘縮が解除された．術後 2 年 6 か月の状態では日常生活に全くの不自由を認めていない（図 11）．

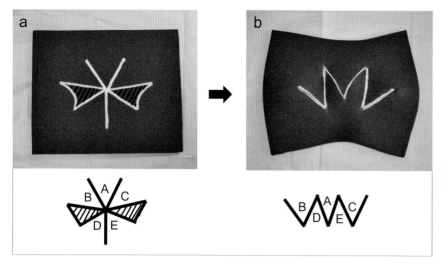

図 12.
V-W 形成術
　a：デザイン．斜線部は瘢痕
　　として切除する予定
　b：皮弁を入れ換えたところ

3．注意点

瘢痕が広範囲に及んでいる症例では，皮弁の角度が小さくなると皮弁先端の血行障害をきたすことがあるため，その場合には皮弁の角度に注意が必要となる．

V-W 形成術

1．理論と作図

V-W 形成術は Koyama and Fujimori[9] により報告された皮弁で Y-V 形成術を応用した術式である．通常の Y-V 形成術の際に皮弁の前進に伴い，皮弁に隣接した部分を切除することはすでに前述したが，本法はさらに Y 字の脚の両側に三角皮弁を作成し，Y-V 形成術を行うとともに両側の三角皮弁を入れ替え，瘢痕を切除しながら拘縮を解除する方法である．図 12 の Y 字の両側にある斜線部の瘢痕は皮弁が前進することで切除される（図12）．

2．効果と適応

延長効果が高く，瘢痕の切除とともに拘縮の解除が可能となる．指間，四肢，頸部などに使用される．切開線が長いほど延長効果は高いと考えられる．本法は Y-V 形成術の応用とも言える術式であり，はじめに Y-V 形成術を行った後に十分な効果が得られない場合に，三角皮弁を追加し，本法を適用することも 1 つである．

症例 5：24 歳，女性

左手背部および指を中心に肥厚性瘢痕と瘢痕拘縮を認めており，示・中環指間および中・環指間

の外転制限を認めた（図 13-e）．これに対して V-W 形成術を応用することで瘢痕の切除と同時に運動制限を解除した（図 13-a〜d）．手術後 2 年 4 か月の状態であるが，運動制限は認められず，整容的にも良好である（図 13-f）．

3．注意点

本法の利点である瘢痕の切除は適切なデザインで行わなければ，かえって正常皮膚の切除が大きくなり，皮弁縫合部の緊張を高める結果となるため注意が必要となる．

まとめ

今回，前進皮弁である Y-V 皮弁と Z 形成術を組み合わせた各種形成術について詳述した．本法を用いる際には，その正しい原理を理解し，適応することで効果的な結果が得られる．

参考文献

1）Baker, G. C., Watson, H. K.：The mathematical principles in the use and design of serial Y-V advancements. Paper presented at plastic surgery senior residents conference. New Orleans, 1976. Grabb and Smith, J. W. Plastic Surgery. Borton, Little Brown, 1968.
　Summary　V-Y 形成術に関して，その原理，効果，適応について詳述している．
2）倉田喜一郎：Z 形成術とその他の皮膚形成術．克誠堂出版，1984.
　Summary　局所皮弁における教科書で，その原理，効果と注意点，適応について詳述されており，必読の書である．

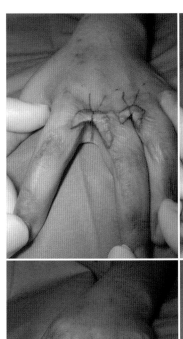
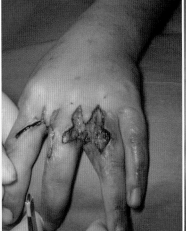
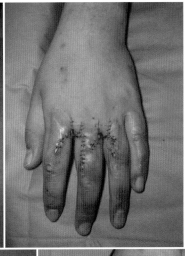
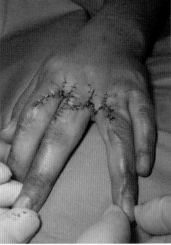
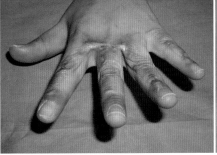
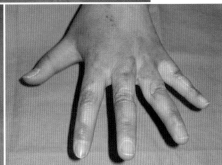

図 13.

症例5：24 歳，女性．左手熱傷瘢痕拘縮

a：示・中指間と中・環指間のデザイン

b：瘢痕を切除

c，d：背側中央の皮弁を前進させ，両側の三角皮弁を入れ替え，皮膚を縫合した．

e：術前

f：手術後 2 年 4 か月

a	b	c
d	e	f

3）Mustardé, J. C.：The treatment of ptosis and epicanthal folds. Brit J Plast Surg. **12**：252-258, 1959.
Summary　内眼角形成術に対して 5-flap Z 形成術を適用した論文である．

4）Hirshowitz, B., et al.：Combined double Z-plasty and Y-V advancement for thumb contracture. Hand. **7**：291-293, 1977.
Summary　5-flap Z 形成術を母・示指間の拘縮に対して使用しており，指間形成術の先駆けである．

5）Furnas, D. W.：The tetrahedral Z-plasty. Plast Reconstr Surg. **35**：291-302, 1965.
Summary　4-flap Z 形成術に関して，その原理と効果について報告している．

6）Limberg, A. A.：Design of local flap. In Modern Trends in Plastic Surgery. Gibson, T., ed. p38, Butterworth, Washington, 1966.
Summary　4-flap Z 形成術に関する教科書的記載が行われている．

7）Mir y Mir, L.：The six flap Z-plasty. Plast Reconstr Surg. **52**：625-628, 1973.
Summary　6-flap Z 形成術に関して，その原理と効果について報告している．

8）藤井　徹：The four-flap Z-plasty―特に手指間部の水かき形成矯正例に―. 形成外科. **19**：202-205，1976.
Summary　指間形成術における 4-flap Z 形成術に有用性について報告している．

9）Koyama, H., Fujimori, R.：V-W plasty. Ann Plast Surg. **9**：216-219, 1982.
Summary　V-W 形成術に関して，その原理，効果，適応について報告している．

PEPARS No.184：22-28, 2022

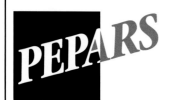

◆特集／局所皮弁デザイン―達人の思慮の技―

V-Y advancement flap と
その応用

小川　令*

Key Words：V-Y 皮弁(V-Y advancement flap)，Y-V 皮弁(Y-V advancement flap)，前進皮弁(advancement flap)，対面 V-Y 皮弁(double opposite V-Y advancement flap)，二重 V-Y flap(double overlap V-Y advancement flap)

Abstract V-Y 前進皮弁(V-Y advancement flap)は作図が容易で，手術手技も簡易であり，組織欠損を被覆するのに便利な皮弁である．しかし，これらの利点を有する反面，島状皮弁であることが多いため皮弁の全周が瘢痕となる欠点もある．V-Y 皮弁の利点と欠点を理解し，適材適所で工夫しながら利用することが大切である．

はじめに

　典型的な V-Y 皮弁は組織欠損の隣を V 字に切開し，島状皮弁を作成する．その島状皮弁を欠損部に前進させて移動し被覆する．皮弁採取部は単純縫合すると，術直後の創は Y 字となる．よって V-Y 前進皮弁(V-Y advancement flap)と呼称される(図 1)．皮弁全周を切開すると皮弁は楔形になるが，欠損部に前進させて移動すると，皮弁の形状がほぼ三角形となり，皮弁内の張力バランスが変化する．また，瘢痕拘縮部位を V 字に切開し前進させ，Y 字に縫合する島状皮弁とならない V-Y 皮弁もある(図 2)．

V-Y 皮弁のデザイン

　皮弁から見て，欠損部の一番遠い部分に過度の緊張がかからないように，ゆったりと皮弁を移動させる必要がある．よって，通常は皮弁の幅は欠損と同じ幅か少し大きめでデザインする．体幹などもともと皮膚に緊張がかかっている部位では，腫瘍等を切除すると欠損部が大きくなるため，その大きさに合わせて皮弁をデザインする．皮弁の長さは，短すぎると皮弁を十分に移動できるくらい皮下茎を剝離できないため，欠損部を被覆できなくなる．逆に長すぎると移動しやすくなるが，傷が大きくなる．よって，皮弁の大きさは概ね，長さ：幅が2〜3：1程度になるのを目安にデザインするが，部位によって臨機応変にデザインする必要がある．顔面の場合は，V 字の一辺を鼻唇溝や RSTL(relaxed skin tension line)の皺に合わせると術後の瘢痕が目立たなくなりやすい．

* Rei OGAWA，〒113-8602　東京都文京区千駄木 1-1-5　日本医科大学形成外科，教授

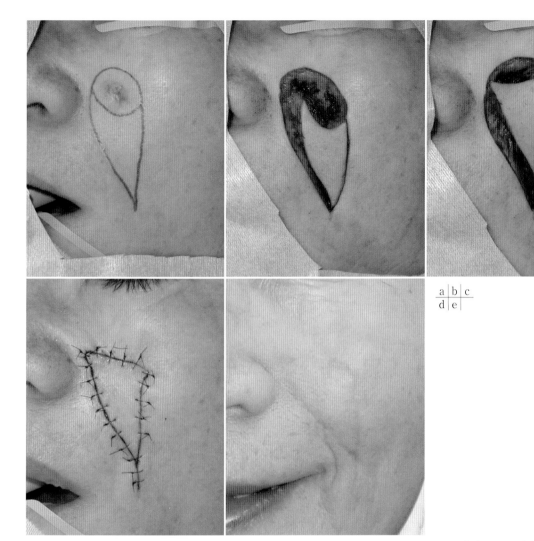

図 1. 60 歳代. 女性. 左頬部皮膚基底細胞癌に対する切除および V-Y 皮弁による再建
a：術前デザイン
b：術中
c：皮弁移動後
d：術直後
e：術後 2 年

V-Y 皮弁の手技

　V-Y 皮弁だけでなく，すべての手術に共通することであるが，真皮に糸をかけて，皮弁を引き寄せてはならない．真皮に過剰な張力がかかり続けることで炎症が持続することがわかっており[1]，肥厚性瘢痕を生じるリスクが増える．そこで，しっかり皮下組織に糸をかけ創縁を寄せる必要がある．皮下を縫合した時点で，創縁がほぼ密着し

ている状況をつくる．この状態ではじめて真皮縫合を行うことができる．創縁が離れている状態で真皮に糸をかけて縫合してはならない．よって，V-Y 皮弁の場合は脂肪組織をしっかり全層で切開し，術中少しずつ皮下茎を剥離して，無理に引っぱらなくても移動できるかを確認する．皮下組織の縫合で，十分創縁が合わせられると確信が持てた時点で剥離を中止する．無理に引っぱることで，肥厚性瘢痕のリスクが増えるだけでなく，

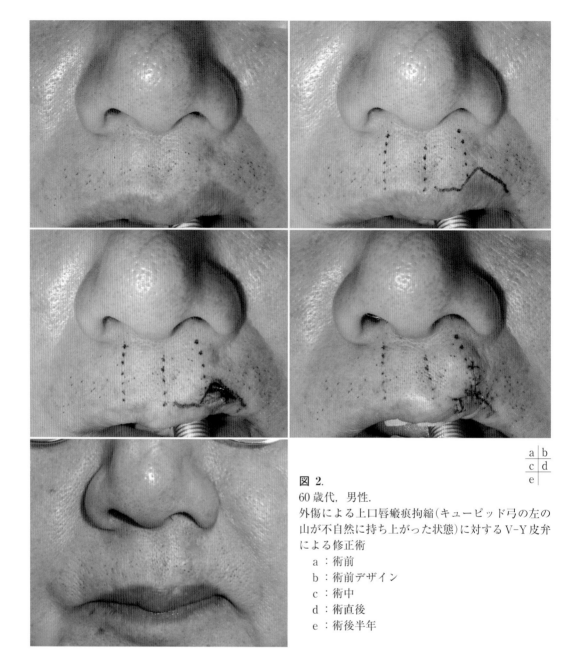

a	b
c	d
e	

図 2.

60 歳代，男性．

外傷による上口唇瘢痕拘縮(キューピッド弓の左の
山が不自然に持ち上がった状態)に対する V-Y 皮弁
による修正術

  a：術前

  b：術前デザイン

  c：術中

  d：術直後

  e：術後半年

落とし穴変形(trap door deformity)や，後戻りを
生じる可能性も高まる．ゆったりと皮弁を移動さ
せた後，丁寧に真皮縫合と表面縫合を行うことが
大切である．

V-Y 皮弁の欠点

V-Y 皮弁は島状皮弁であることが多いため，術
後，皮弁周囲 360°すべてに瘢痕が形成されること
を意識しなければならない．瘢痕は創傷治癒過程
で膠原線維が蓄積し硬度を増すため，皮弁自体が
伸びて張力を解除する効果は低い[2]．よってあら
かじめ十分な大きさの皮弁を作成しておくのがよ
い．V-Y 皮弁は瘢痕拘縮を解除する手術よりは，
潰瘍や腫瘍切除後の組織欠損を修復する手術に適
している．瘢痕拘縮を解除する手術においては，
島状皮弁ではなく，皮膚茎を有する皮弁の方が優
れていることが，データで示されている[2]．よっ
て V 字すべてを切開せずに一部を皮膚茎として

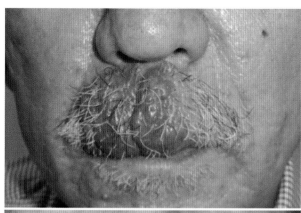

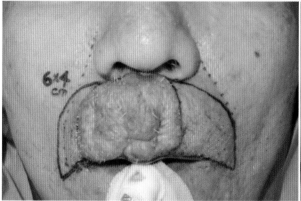
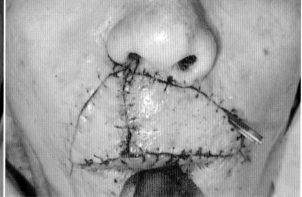

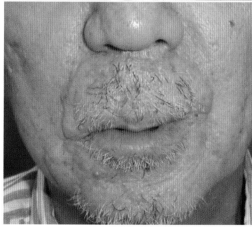
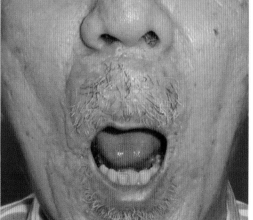

<table>
<tr><td>a</td><td></td></tr>
<tr><td>b</td><td>c</td></tr>
<tr><td>d</td><td></td></tr>
</table>

図 3.
50 歳代. 男性. 上口唇立毛筋腫瘍に対する切除およ
び対面 V–Y 皮弁による再建
　　a：術前
　　b：術前デザイン
　　c：術直後
　　d：術後 6 か月

残しておく斧形皮弁（Hatchet flap）と呼ばれる皮
弁では，拘縮解除効果が高くなる．また V–Y 皮弁
の場合，術直後は皮弁周囲すべての真皮の静脈や
リンパ管が切断されるため，皮弁自体の血液・リ
ンパ灌流が悪くなり，皮弁のうっ血・リンパ浮腫
を生じやすい．一方，斧形皮弁は皮膚茎の部分か
ら静脈血やリンパ液がドレナージされるため，術
直後から創傷治癒が円滑に進む．

V–Y 皮弁の応用

1．対面 V–Y 皮弁（double opposite V–Y advancement flap）

　比較的大きな欠損部が顔面などにあり，一方向
から大きな局所皮弁を移動できない場合，両側に
V–Y 皮弁を作成することができる（図 3）[3]．両側
の皮弁を同時に挙上し，お互いが十分に寄ること
を確認できるまで皮下茎を剝離する．

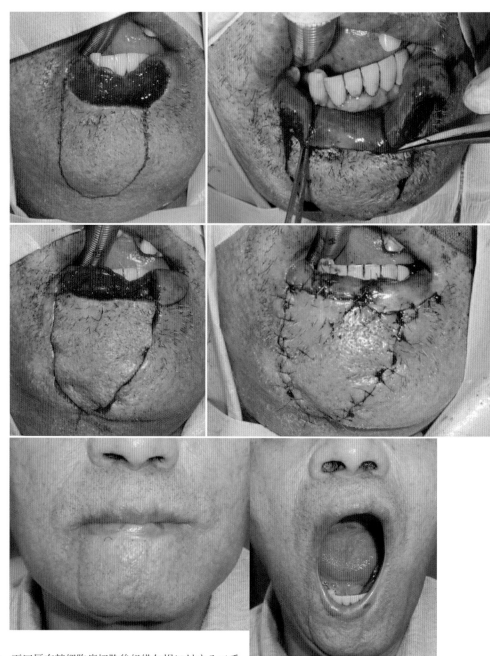

図 4.
70歳代，男性．下口唇有棘細胞癌切除後組織欠損に対する二重
V-Y 皮弁による再建
　a：術前デザイン　　b：口腔側皮弁のデザイン
　c：皮弁移動後　　　d：術直後
　e：術後 2 年

2．二重 V-Y 皮弁（double overlap V-Y advancement flap）

　眼瞼縁や口縁など自由縁を有する部位で，体表側と体腔側，たとえば口縁では，皮膚側と口腔側の同じ部位に V-Y 皮弁をデザインすることがで

きる（図4）．口の場合は，口輪筋の血流によって皮膚側と口腔側の V-Y 皮弁が灌流されることとなる．

3．斧形皮弁（Hatchet flap）

　V-Y 皮弁をデザインする場合に，常に皮膚茎を

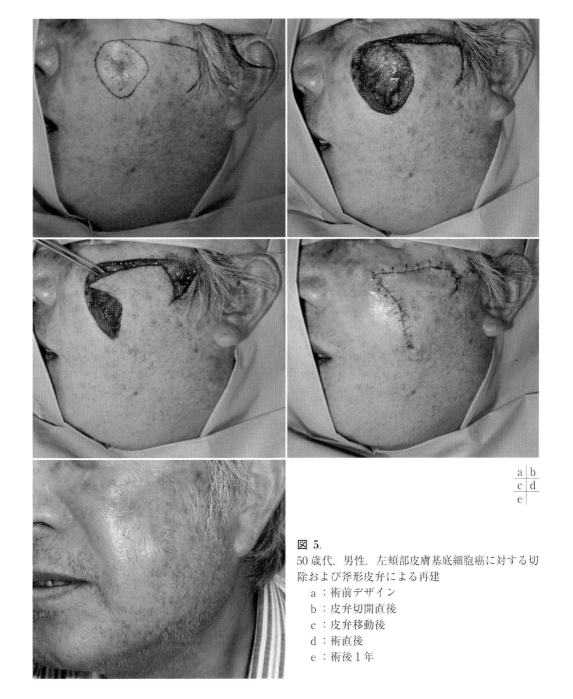

図 5.
50 歳代，男性．左頬部皮膚基底細胞癌に対する切除および斧形皮弁による再建
　a：術前デザイン
　b：皮弁切開直後
　c：皮弁移動後
　d：術直後
　e：術後 1 年

少しでも残すことができないかを検討すべきである（図 5）．前述したように少しでも皮膚茎を残せれば，そこには瘢痕が形成されないため，術後皮弁が伸展し，皮弁移動に伴う張力を軽減する効果がある．さらに皮膚茎があることで，術直後から静脈・リンパ灌流に優れ，皮弁がうっ血したりリンパ浮腫になることが少なくなる．いきなり V-Y 皮弁をデザインするのではなく，少し皮膚茎を残

して斧形皮弁にできないか，と常に考えるとよい．ただし，斧形皮弁にすることにより皮弁の移動形態が，前進から回転に変化するため，皮弁の上下・左右どちら側に皮膚茎を残すかは常に考える必要がある．斧形皮弁をデザインしておき，術中どうしても皮弁が移動できない時は，皮膚茎を切開し，V-Y 皮弁にする，という考え方でもよい．

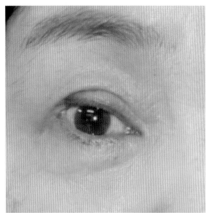
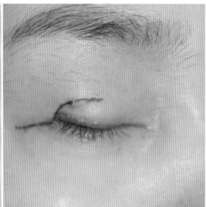
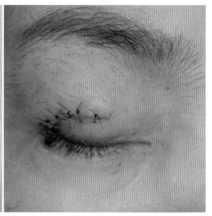
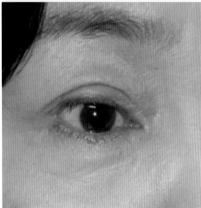

a	b	c
d		

図 6.
50歳代，女性．右上眼瞼マイボーム腺癌術後瘢痕拘縮に
対する Y-V 皮弁による再建
　　a：術前
　　b：術前デザイン
　　c：術直後
　　d：術後 1 年

4．Y-V 皮弁（Y-V advancement flap）

V-Y 皮弁と逆に，Y 字に切開することでできた
皮弁を移動して V 字にするものを Y-V 皮弁と言
う（図6）．主として瘢痕拘縮の手術に応用され，
眼瞼縁など，自由縁を有する部位に特に有用であ
る．拘縮部位を切開して皮弁が移動するスペース
を作成するイメージである．

まとめ

V-Y 皮弁は瘢痕拘縮形成手術よりも，組織欠損
の修復に優れている．部位によって，対面 V-Y 皮
弁や二重 V-Y 皮弁，また Y 字に切開する Y-V 皮
弁も作成できる．いきなり V-Y 皮弁をデザイン
して全周を切開するのではなく，斧形皮弁をデザ
インしておき，どうしても移動できない時に V-Y
皮弁を作成する，という考え方がよい．

参考文献

1）Tuna, D., et al.：*In vivo* and *in vitro* imaging approaches on stretch-induced local vascular permeability in skin and disruption of capillary network of endothelial cells. Plast Reconstr Surg Glob Open. 2022. IN PRESS.
2）Yoshino, Y., et al.：Extension of flaps associated with burn scar reconstruction：a key difference between island and skin-pedicled flaps. Burns. 44(3)：683-691, 2018.
3）Nguyen, D. T., et al.：Upper lip basal cell carcinoma reconstruction based on anatomical characteristics using skin-mucosa double opposing v-y advancement flap. Eplasty. 11：e26, 2011.

PEPARS No.184：29-36, 2022

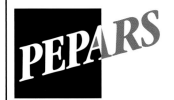

◆特集／局所皮弁デザイン―達人の思慮の技―

Rhomboid 皮弁とその類型皮弁の応用

元村　尚嗣*

Key Words：局所皮弁(local flap)，横転皮弁(transposition flap)，Z 形成術(Z plasty)，Limberg 皮弁(Limberg flap)，Dufourmentel 皮弁(Dufourmentel flap)，尾郷皮弁(Ogo flap)，Rhomboid-to-W 皮弁(Rhomboid-to-W flap)

Abstract　　局所皮弁は，形成外科の基本手技であり，その特徴および性質について熟知し適切に使用されるべきである．代表的な局所皮弁として，菱形皮弁(Rhomboid 皮弁)が挙げられる．Rhomboid 皮弁は横転皮弁の 1 種であり，デザインは幾何学的で単純明解であり，手術も容易で安定しており，初心者にも使用しやすい皮弁である．Rhomboid 皮弁には，Limberg 皮弁，Dufourmentel 皮弁，尾郷皮弁，Rhomboid-to-W 皮弁などがある．筆者は鼻部から頬部にかけての欠損に対しては Limberg 皮弁や Dufourmentel 皮弁を，四肢では Rhomboid-to-W 皮弁などを好んで使用している．Rhomboid 皮弁は形成外科医がまずマスターすべき局所皮弁であり，他の局所皮弁のデザインを考える時にも参考にできる理論が詰まっている．

はじめに

　皮膚欠損部における原則は，"The best tissue is the same tissue"である．すなわち隣接する組織で被覆することがbestであり，欠損周囲に皮弁を作成する局所皮弁は究極の再建術と言える．隣接する組織をdonorとするため，顔面をはじめとして部位によっては皮弁の大きさや厚みには限界がある．本稿では顔面における Rhomboid 皮弁による再建について，下肢における，その類型皮弁である Rhomboid-to-W 皮弁による再建について報告する．

---

* Hisashi MOTOMURA，〒545-8585　大阪市阿倍野区旭町 1-4-3　大阪公立大学大学院医学研究科形成外科学，教授

方　法

1．Rhomboid 皮弁

　横転皮弁の 1 種であり，デザインが容易であり非常に汎用性が高い局所皮弁である．幾何学的皮弁であり，Z 形成術を念頭に置いて移動を行う．デザインにより Limberg 皮弁，Dufourmentel 皮弁，尾郷皮弁などがある．

A．Limberg 皮弁[1]（図 1）

　円形，楕円形，正方形，矩形，六角形，菱形などの欠損に有効．欠損創を含む正三角形を 2 つ合わせた菱形 ABCD とする．菱形 ABCD の単軸 BD 線延長上に等距離の E を設定し 60° の角度となる F を設定し donor とする．Rhomboid 皮弁は donor を，楽に閉じられる，あるいは皺(relaxed skin tension line；RSTL)に沿うような方向に設定することが重要であり，donor を閉鎖することで欠損の閉鎖ができる．Donor は理論上 4 方向の可能性

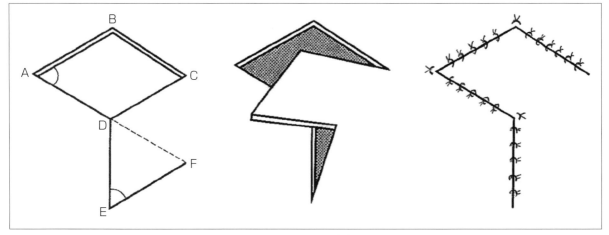

図 1. Limberg 皮弁

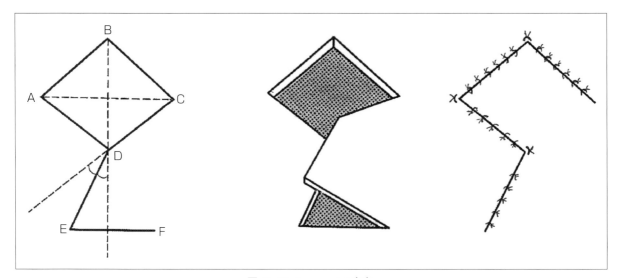

図 2. Dufourmentel 皮弁

があり，どの部位に設定するかは先述の通りである．初心者にもデザインしやすく優れた術式である．

B．Dufourmentel 皮弁[2]（図 2）

Limberg 皮弁は 60° の菱形皮膚欠損部の再建にしか用いられなかったため改良された方法である．あらゆる菱形皮膚欠損にも応用可能である．菱形欠損 ABCD に対して，BD の延長線と CD の延長線の 2 等分線上に AB＝DE となる E をとり，AC と平行で AD＝EF となる F をとって皮弁を作成する．しかし，現実的には 60°〜90° の頂角をもつ菱形欠損に対して本皮弁を適用する．∠ADE が Limberg 皮弁と比較して小さいため dog ear の

形成を含めた立体的変化が少なく，また 60° の頂角を持つ欠損部に対して donor を RSTL の方向に設定すると菱形の 2 辺が必ず RSTL に一致する利点がある[3]．

C．尾郷皮弁[4]

尾郷らは，Limberg 皮弁と Dufourmentel 皮弁の欠点を補う新しい三角皮弁を発表した．尾郷皮弁は三角皮弁であるため皮弁と欠損部が他の rhomboid 皮弁のごとく一致しない欠点がある．Donor の頂角は欠損部の頂角の 3/4 で，移動距離も rhomboid 皮弁の中では最も小さい．尾郷皮弁を菱形欠損部の両側に作成したものが Rhomboid-to-W 皮弁である．

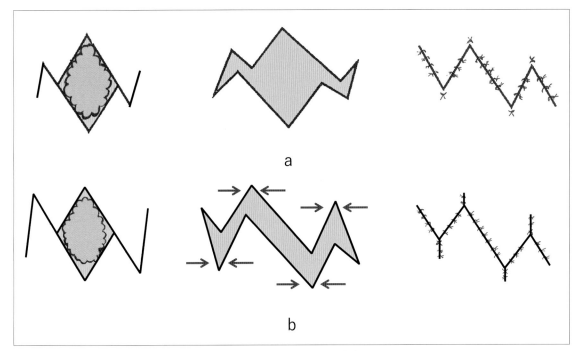

図 3. Rhomboid-to-W 皮弁
a：原法
b：Rhomboid-to-W 皮弁変法．VY 形成術を併用して閉鎖する（赤矢印）．

D．Rhomboid-to-W 皮弁[5]

Becker らは菱形欠損部の両側に 2 枚の三角皮弁を追加して充填する方法を報告した（図 3-a）．菱形の欠損部を W 形成術のようにジグザクの手術創に変換することができ，近隣組織やランドマークの変形，偏位を可及的最小に留めることが可能となる．原法に VY 形成術を加え，四方それぞれの方向から縫縮閉鎖することで緊張が 1 か所にかからず分散される[6]（図3-b）．三角弁の頂角は欠損部の頂角の 3/4 でよい．四肢，特に下腿の中等度の欠損までによい適応であり，筆者は好んで用いている．

2．適　応

顔面は，遊離縁が多く，また複雑な局面となっている．したがって，顔面の局所皮弁による再建は，正常皮膚の切除量が少ないこと，顔面の凹凸を損なわず面として再建できる点が優れていると考える．我々は，rhomboid 皮弁の中では Dufourmentel 皮弁を頻用しているが，理由としては Limberg 皮弁よりもデザインの自由度が高く，歪みが少ないからである[7]．また，先述のように菱形の 2 辺を RSTL に沿うことも利点である．

Rhomboid 皮弁は，顔面の中でも鼻翼を除く鼻部，頬部に対してよい適応であると考える．しかし，Rhomboid 皮弁は donor を閉鎖することで成立する皮弁であるため，donor の緊張が強い頭部などでの適応は慎重に行うべきである．一方，四肢はほぼ円柱構造であり，単純縫合をした場合には立体的変化が著しい．したがって立体的変化をきたさない局所皮弁のよい適応となるが，下腿前面では脛骨周囲の皮膚に余裕がなく，通常の rhomboid 皮弁では donor の閉鎖に困難を伴う．このような場合には Rhomboid-to-W 皮弁が有用であり，これは donor の頂角が 3/4 であること，donor を両側に作成することでそれぞれの皮弁を小さくでき，また緊張を全体に分散できるという特徴によるものである．

3．手術のコツ

Rhomboid 皮弁の種類に応じたデザインをしっかりと理解することが重要である．欠損に対して適切な Rhomboid 皮弁選択とデザインができれば，手術の成功はほぼ約束される．正確で適切なデザインを行うことが重要である．そのためには，顔面であれば，欠損と遊離縁や RSTL との関

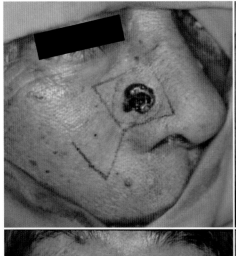
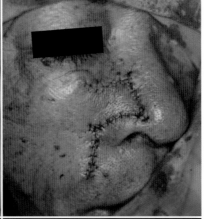
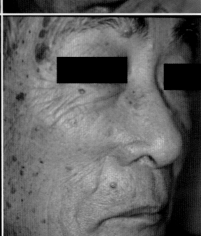

a	b
c	d

図 4.
症例 1：62 歳，男性，右鼻翼部
BCC
　a：腫瘍から 5 mm 離して切
　　除し，鼻翼溝部を尾側辺と
　　する菱形欠損とし，頂角
　　60°の Limberg 皮弁を作成
　　した.
　b：Donor は鼻唇溝に合わせ
　　て閉鎖した.
　c：術後正面像
　d：術後斜位像
（文献 8 より一部引用）

係，立体の把握，皮膚トーヌスなどを十分確認しておく．皮弁の厚さは欠損部とほぼ同じに設定できれば整容的に優れている．皮弁先端の切開についてはメスで鋭的に必要な深さまで一気に切る方がよい．皮弁の先端部を愛護的に扱い，皮弁を挙上する．Rhomboid 皮弁は donor の閉鎖によって成立するため，三角皮弁の周囲は比較的広い範囲の剥離を行う．外鼻では側壁三角で鼻翼に接する部分が rhomboid 皮弁のよい適応であり，皮弁の各辺を nasal line, supra-alar groove, alar groove に合うように，また donor は鼻唇溝に合うようにデザインする[8]．汗腺や皮脂腺に富むために上皮化し易い反面，感染も起こしやすい．切開は十分深く行わないと，汗腺や皮脂腺のため，皮膚は脆く扱いにくく，埋没縫合もかけにくい．嚢胞形成を予防するためモノフィラメント糸を用いて，埋没縫合も十分深くにかけるべきである[8]．皮弁を移動させた後は全体的に仮留めを行い，1 か所に緊張がかからないようにする．Rhomboid 皮弁の

先端部は三角となっているため trap door 変形を起こさないことも利点であり，皮弁先端の縫合の際にはある程度緊張を持たせて引っ張り気味に縫合すると綺麗に仕上がる．下肢，特に下腿では閉創時は強い緊張を伴い不安になるが，緊張が四方に分散されるため dog ear も比較的に平坦化しきれいに治る．

症 例

　症例 1（図 4）：62 歳，男性．右鼻翼部基底細胞癌（BCC）
　腫瘍から 5 mm 離して軟骨膜上で切除した．鼻唇溝に donor を設定した Limberg 皮弁をデザインした．皮弁を SMAS 上で挙上し移動させた．鼻翼部では脂腺を避けて深い位置で埋没縫合を行った．皮弁先端部では半水平マットレス縫合を行い欠損部に引き込む形で縫合固定した．Donor 閉鎖部に軽度 dog ear を認めるが，整容的には満足のいく結果となっている．

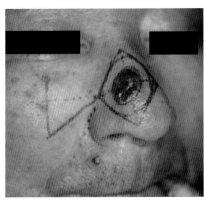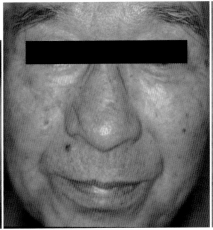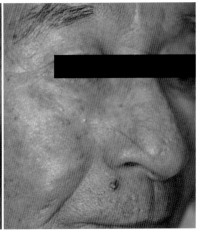

a|b|c

図 5. 症例 2：73 歳，男性．右鼻部 BCC
a：腫瘍から 5 mm 離して切除した．腫瘍が楕円形であったため Dufourmentel 皮弁をデザ
　インした．尾側辺を鼻翼上溝に一致させた．Donor は頬部の RSTL に一致させた．
b：術後正面像
c：術後斜位像．鼻翼部の縫い代を十分に取らなかったために縫合部で gap を認めるが，
　ほぼ満足のいく結果が得られている．

（文献 8 より一部引用）

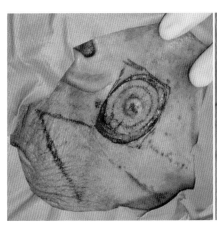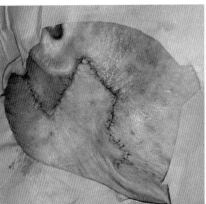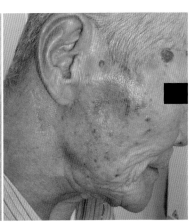

a|b|c

図 6. 症例 3：77 歳，男性．右頬部有棘細胞癌
a：腫瘍から 6 mm 離して切除を行った．耳垂下部の皮膚と Dufourmentel 皮弁を Z 形成術
　の要領で入れ替え欠損を被覆した．
b：Donor は頸部〜耳後部であり目立たない．
c：術後所見

（文献 7 より一部引用）

症例 2（図 5）：73 歳，男性．右鼻部 BCC
　腫瘍から 5 mm 離して軟骨も含めての切除と
なった．腫瘍が楕円形であったため最低限の切除
を追加して菱形欠損とすることが可能であった．
頂角が 60° とならなかったため鼻翼溝を避けて
RSTL の方向に donor を設定した Dufourmentel
皮弁をデザインした．症例 1 と同様に皮弁を挙上
し再建した．鼻翼部の剝離が少なかったため，や

や皮弁縫合部が目立ってしまった．鼻翼部では十
分に縫い代を確保するように剝離することが重要
である．
　症例 3（図 6）：77 歳，男性．右頬部有棘細胞癌
　腫瘍から 6 mm 離して切除し，最低限の追加切
除で菱形欠損とした．欠損部の 2 辺を RSTL に沿
わせて，頸部に donor をもつ Duformentel flap を
選択した．頸部 donor を閉鎖することで，皮弁が Z

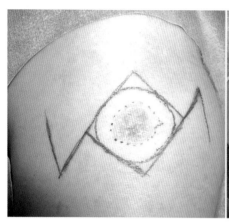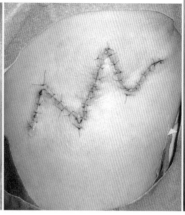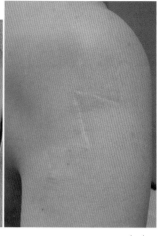

図 7. 症例 4：55 歳，女性．右上腕部 Bowen 病　　　　　　　a｜b｜c
a：腫瘍から 5 mm 離して切除した．Rhomoid-to-W 皮弁をデザインした．
b：緊張は少なく原法で再建を行った．
c：術後所見．立体的変形や拘縮などは認めないが，scar はやや wide で若干目立つ
　印象となった．

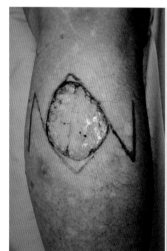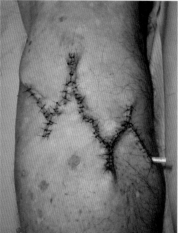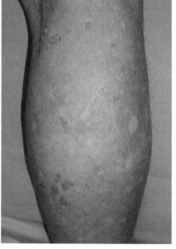

図 8. 症例 5：81 歳，男性．下腿後面 Bowen 病　　　　　　　a｜b｜c
a：腫瘍から 5 mm 離して切除し，Rhomboid-to-W 皮弁をデザインした．
b：緊張が強かったため，術後の緊張を分散させることが必要と考え VY 皮弁を併用
　して閉鎖した．
c：瘢痕は目立たず，立体的変形も生じていない．

（文献 9 より一部引用）

形成術の要領で入れ替わり移動する．Donor の閉
鎖部は耳後部に隠れるため dog ear も目立たない．
　症例 4（図 7）：55 歳，女性．右上腕部 Bowen 病
　腫瘍から 5 mm 離して脂肪層で切除を行った．
最低限の皮膚切除を行い菱形欠損とした．内外側
に欠損頂角の 3/4 の三角弁を作成し Rhomboid-
to-W 皮弁とした．比較的楽に閉創できそうで
あったため，VY 形成術の併用は行わなかった．

皮弁先端部は真皮縫合に加え，半水平マットレス
縫合を行い，三角弁先端を欠損部に引き込むよう
にした．
　症例 5（図 8）：81 歳，男性．下腿後面 Bowen 病
　下腿後面の Bowen 病に対して 5 mm 離して切
除術を行った．中等度の欠損創に対して菱形に変
換し，両側に三角皮弁をデザインした．頂角は欠
損部頂角の 3/4 とした．皮弁周囲を広く筋膜上で

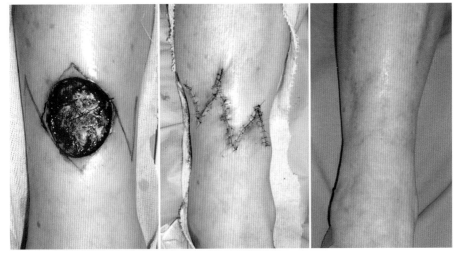

a│b│c

図 9. 症例 6：74 歳，女性．右下腿脂腺癌
a：腫瘍から 1 cm 離して切除を行い Rhomboid-to-W 皮弁をデザインした.
b：下腿に設定した皮弁の進展が悪く，緊張も強かったため VY 皮弁を併用して閉鎖した.
c：術後所見

（文献 9 より一部引用）

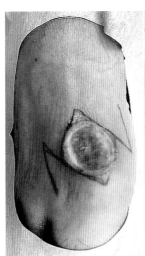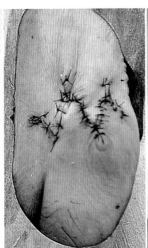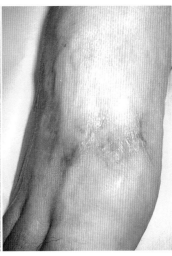

a│b│c

図 10. 症例 7：74 歳，男性．右足部悪性黒色腫
a：腫瘍切除後人工真皮を貼付し取り切れていることを確認後，Rhomboid-to-W 皮
弁をデザインした.
b：緊張が強く，皮弁の進展性も悪かったため VY 皮弁を併用した.
c：術後所見

剥離し，皮弁を移動し，VY 形成術を併用して閉鎖した．閉創時かなり緊張が強かったが，最終的に創部にかかる緊張は分散されている．術後の圧迫により四肢では dog ear はほとんど目立ちにくくなる.

症例 6（図 9）：74 歳，女性．右下腿脂腺癌
下腿前面脂腺癌に対して 1 cm 離して切除術を行った．欠損創を菱形に変換し，両側に三角皮弁

をデザインした．頂角は欠損部頂角の 3/4 とした．皮弁周囲を広く筋膜下で剥離し，皮弁を移動し，VY 形成術を併用して閉鎖した．緊張は強いが分散されている.

症例 7（図 10）：74 歳，男性．右足部悪性黒色腫
腫瘍切除後に人工真皮を貼付し取り切れていることを確認後に再建を行った．Rhomboid-to-W 皮弁で再建を行った．閉創時かなり緊張が強く，

VY 形成術を併用した部位で dog ear も強く認め
たが，術後はきれいに治癒した．

まとめ

Rhomboid 皮弁およびその類似皮弁の応用につ
いて症例を提示して報告した．Rhomboid 皮弁に
は Limberg 皮弁，Dufourmentel 皮弁，尾郷皮弁
などがあり，それぞれの特徴について理解するこ
とで各術者が適応を考えるべきであると考える．
我々は，鼻部から頬部などでは Dufourmentel 皮
弁を，下肢では Rhomboid-to-W 皮弁の使用がよ
いと考えて再建を行っている．

参考文献

1) Limberg, A. A.：Design of local flaps. In T. Gibson(Ed). ModernTrends in Plastic Surgery, London, Butterworth, 1966.
2) Dufourmentel, C.：An L shaped flap for lozenge shaped defects. Princeple-Technique-Application, In Transactions of the Third International Congress of Plastic Surgery, pp.772-773, Excerpta Medica, Amsterdam, 1964.
3) 倉田喜一郎：Ⅶ．菱形皮弁．Z 形成術とその他の皮膚形成術．pp173-195，克誠堂出版，1984.
4) 尾郷　賢ほか：ペーパーモデルによる局所皮弁の研究―そのⅡ：Limberg flap と Dufourmentel flap の比較および新しい flap の紹介―．形成外科．**23**：634-640，1980.
5) Becker, H.：The rhomboid-to-W technique for excision of some skin lesions and closure. Plast Reconstr Surg. **64**：444-447, 1979.
6) 奥田良三ほか：中程度以上の皮膚欠損に対する rhomboid-to-W technique の使用経験．形成外科．**39**：593-598，1996.
7) 元村尚嗣：4．頬部．局所皮弁．顔面・頸部・体幹．小川　令編．克誠堂出版，2017.
8) 元村尚嗣：5．鼻部．局所皮弁．顔面・頸部・体幹．小川　令編．克誠堂出版，2017.
9) 元村尚嗣：3)局所皮弁・有茎皮弁．整形外科医が知っておくべき皮膚・皮弁手術．整形外科 Surgical Technique．**12**：27-36，2022.

Monthly Book

2022.3月増大号

No.

OCULISTA

108

「超」入門
眼瞼手術アトラス
―術前診察から術後管理まで―

眼瞼手術は**この一冊から！**豊富な図写真とともに、眼瞼手術のエキスパートが
初学者に分かりやすく解説した**眼瞼手術手技**特集！

編集企画 　**嘉鳥信忠** 聖隷浜松病院眼形成眼窩外科顧問／大浜第一病院眼形成眼窩外科
　　　　　　　今川幸宏 大阪回生病院眼形成手術センター部長
　　　　　　　2022年3月発行　B5判　150頁　定価5,500円（本体5,000円＋税）

目次

- 眼瞼手術に必要な基本手技
- 手術に必要な眼瞼の解剖と機能の基礎知識50
- 霰粒腫に対する切開・掻爬
- 下眼瞼の先天睫毛内反に対する切開法
- 上眼瞼の先天睫毛内反に対する切開法と通糸法
- 内眥形成術
- 前頭筋つり上げ術
- 下眼瞼の退行性眼瞼内反に対するJones変法
- 下眼瞼内反、外反に対するlateral tarsal strip
- 瘢痕性眼瞼内反症（cicatricial entropion）に対する切開法＋
  lid margin splitting
- 眼瞼下垂症に対する眼瞼挙筋短縮術
- 眼瞼皮膚弛緩症に対する上眼瞼形成術
- 眼瞼皮膚弛緩症に対する眉毛下皮膚切除術
- 顔面神経麻痺に対する眉毛挙上術と外側瞼板縫合術
- 上眼瞼挙筋延長術
- 眼瞼裂傷と涙小管断裂
- 眼瞼腫瘍に対するopen treatment法と単純縫縮術
- 眼瞼悪性腫瘍に対するTenzel flapとHughes flap

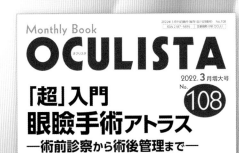

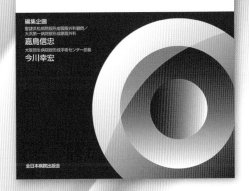

 全日本病院出版会　〒113-0033 東京都文京区本郷 3-16-4　Tel：03-5689-5989
www.zenniti.com　　　　　　　　　　　　　　　　　　　Fax：03-5689-8030

PEPARS No.184：38-47, 2022

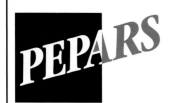

◆特集／局所皮弁デザイン—達人の思慮の技—

正中部前額皮弁とその応用

尾﨑　峰*

Key Words：前額皮弁（forehead flap），滑車上動脈（supratrochlear artery），有茎皮弁（pedicled flap），鼻部再建（nasal reconstruction），眼瞼部再建（palpebral reconstruction）

Abstract　　正中部前額皮弁は形成外科領域において最も古い皮弁の1つである．これまで数多くの経験や工夫が報告されてきたが，前額皮弁の血行解剖に関する研究はほんの数十年前にされたばかりである．現在でも本皮弁は鼻部の皮膚軟部組織の再建材料として第一選択とされており，その有用性は非常に高い．そして，近年の皮弁血行の解明により，これまで以上に血行が安定した自由な皮弁形態を作成することができるようになった．本稿では本皮弁を用いた鼻部軟部組織欠損に対する実用的な再建方法に加え，他部位などへの移植など，本皮弁の応用について解説する．

はじめに

　前額皮弁は古代インドで造鼻術の際に用いられていたとされる，非常に歴史のある皮弁である．近年の形成外科の歴史においても，前額皮弁に関して多くの経験や工夫が報告されてきたが[1)2)]，現在にあっても臨床で多用され，注目される機会の多い非常に息の長い皮弁である．しかし，本皮弁の血行に関する研究はほんの数十年前に調査されたばかりであり，本皮弁の血行に関する知識が曖昧である形成外科医も未だ多いと思われる．正中部前額皮弁は皮弁血行を十分に理解していれば，厚みの調整や皮弁形態を自由に操ることができる応用価値の高い皮弁である．実際の臨床においては鼻部の皮膚軟部組織の再建において第一選択とされる皮弁であるが，その他の部位への利用も可能である．本稿では代表的な鼻部の皮膚軟部組織

欠損に対する正中部前額皮弁の再建方法の他に，他部位や特殊な状況において活用することができる本皮弁の応用について解説する．なお，これまで正中部前額皮弁と傍正中部前額皮弁を総じて正中部前額皮弁と呼称されることが多かったが，本稿では総称およびタイトルを正中部前額皮弁とし，必要な箇所で正中部前額皮弁と傍正中部前額皮弁とを区別して解説する．さらに前額皮弁という用語は前額部どこからでも挙上した皮弁すべてのことを意味するため，本稿では滑車上動脈を皮弁血行の中心とする正中部の前額皮弁のことについてのみ述べる．

正中部前額皮弁の血行の詳細

　正中部前額皮弁は乱軸型の皮弁ではなく，軸走型，つまり動脈皮弁の1つである．主となる動脈は眉毛内側部から頭側に垂直に走行する滑車上動脈であり，眉毛中央部から頭側に走行する眼窩上動脈は本皮弁の栄養に直接は関係しない．内眼角部において滑車上動脈は内眼角動脈や鼻根部の血管網とネットワークを形成したのちに頭側に走行

＊ Mine OZAKI，〒181-8611　三鷹市新川 6-20-2　杏林大学医学部形成外科，臨床教授

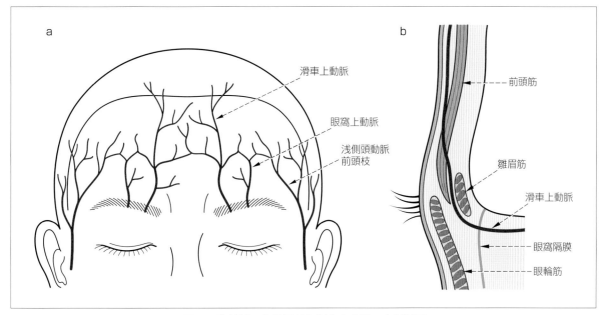

図 1. 前額部の血管解剖と滑車上動脈の走行断面
　a：前額の血行は対になった滑車上動脈，眼窩上動脈，浅側頭動脈前頭枝がそれぞれ
　　豊富な血管網で連絡している．
　b：矢状断面における滑車上動脈の走行

図 2.
右鼻孔閉鎖症例に対する正中部前額皮弁（正中前額皮弁）を用いた再建術におけるデザイン
鼻翼部の全層再建（表面と裏面）を目的に皮弁長の長い皮弁が必要であった．しかし，前額部が狭い症例であったため，再建術を施行する前に組織拡張器を挿入し，さらに皮弁を斜めにデザインした．また，術前に滑車上動脈を超音波を用いて確認したが，径が細く眉毛部近傍の範囲までしかプロットできていない（矢印）．

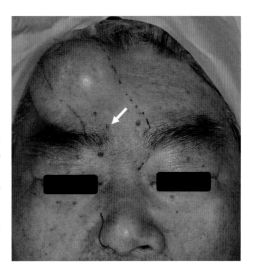

し，対側の滑車上動脈との間に多数の交通枝を形成する[3)4)]．また前額部全体において滑車上動脈は眼窩上動脈や浅側頭動脈の前頭枝などと豊富なネットワークを形成しており[3)]，滑車上動脈を中心とした大きな皮弁の作成が可能となる解剖学的構造を呈している（図1）．もちろん，血管の走行には個体差があるため，事前に超音波検査やドプラ血流計で滑車上動脈の走行を確認しておくことは有用である[5)]．ただし，超音波検査において滑車上動脈が必ずしも良好に描出されるとは限らないため注意は必要である（図2）．

　次に滑車上動脈の走行を矢状断面で解説する．眼窩上縁内側から立ち上がり，眼窩隔膜を貫いた後に皺眉筋上を走行し，眼窩上縁から1〜2cm程度のところで前頭筋を貫く．その後，前頭筋上を頭側に走行し，前額部の中央部より頭側（眼窩上縁から5cm以上）では真皮直下を走行する（図1）[6)7)]．この解剖結果からすれば，眼窩上縁から2

cm 頭側までは前頭筋を含める必要があり，それより頭側の部位は前頭筋直上で皮弁を挙上することが可能となる．なお，眼窩上縁から頭側 2 cm 以内の部分に関しては，骨膜直上か骨膜下に剝離をした方が安全である．

また，眼窩上動脈は滑車上動脈より深層を走行し，眼窩上縁より 1 cm 以内の位置で前頭筋内に入る[6][7]．当然であるが，眼窩上動脈を皮弁に含めるためには眉毛中央部を骨膜下で挙上する必要があるため，眉間部を皮弁基部とする前額皮弁を挙上する場合は本動脈を含めることは非現実的である．

正中部前額皮弁と傍正中部前額皮弁

前額正中部に作成される前額皮弁の栄養血管は滑車上動脈である．前項で解説したように，滑車上動脈は眉毛内側部を経由して頭側に向かって垂直に走行する．この解剖学的事実から，かつてインド法として提唱された両側眉毛間を茎とする前額正中の皮弁には，皮弁の中心線に沿った有名動脈は走行しておらず，両側の滑車上動脈間の交通枝のみが皮弁中央部に存在していたことになる．そのため，このような前額正中部の皮弁（正中部前額皮弁）の場合は眉毛内側部の滑車上動脈の両側または片側を皮弁内に組み入れる必要があるため，皮弁基部を太くする必要が生じる．そして皮弁基部が太くなることにより皮弁の可動性は不良となり，皮弁先端の移動距離も短くなる．一方，傍正中部前額皮弁は滑車上動脈を皮弁の中心線とする典型的な軸走型皮弁であり，結果として皮弁基部を細くすることができる．そして皮弁基部が細くなれば，皮弁の可動性が向上する．さらに皮弁幅が細くなれば，採取部の創閉鎖も容易となる[2][3][6]．つまり，解剖学的検討の結果，皮弁としての有用性は正中部前額皮弁よりも傍正中部前額皮弁が勝っていることは明確であり，将来的には正中部前額皮弁の使用は減少すると考えられる．しかし，滑車上動脈の血行が不安定な場合は，皮弁基部を太くして両側の滑車上動脈を含む正中部

前額皮弁とした方が安心である．また，前額正中部における皮弁採取部の瘢痕は整容的に優れているとする報告もある[8]．

正中部前額皮弁を用いた鼻部再建

標準的とされる正中部前額皮弁の使用目的は鼻部の皮膚軟部組織欠損に対する再建である．鼻部の皮膚と前額の皮膚は質感・色調ともに類似しており，鼻部の皮膚軟部組織欠損に対する再建材料として前額皮弁は第一選択の材料となっている．しかし，前額正中部に作成される皮弁であるため，前額正中に手術瘢痕が生じる．若年者の場合は手術瘢痕が目立たなくなるとはいえ，整容的な問題として残る可能性はある[2]．そのため，すべての患者に対して最適な材料であるとは言えない．

また前額皮弁を用いた再建手順には大きく 2 つの方法がある．1 つは皮弁茎をそのまま回転させ皮弁先端部を皮膚欠損部に縫着し，2，3 週間後に先端部以外の皮弁を「切り離し」て元の位置に戻す方法である．もう 1 つの方法は，皮膚欠損部を皮弁先端部で縫着するが，残りの部分を「denude」して皮下トンネルに通す方法である．この方法であれば，「切り離し」の手術が不要となるので効率的である．しかし，鼻部では欠損部より頭側に皮下トンネルを作成するのが困難であることも多く，「切り離し」の方法が選択される傾向にある．つまり，「denude」する方法では，可能な限り皮弁を薄くすることで皮下トンネル部の術後膨隆を目立たなくさせることはできるが，鼻部のみの再建に関しては膨隆の平坦化にも限界があるため，「切り離し」の方法が整容的に優れている場合が多い．

続いて具体的な前額皮弁の作成基準について詳述する．前述のように片側の滑車上動脈または両側の滑車上動脈を皮弁基部に含めて挙上する．片側の滑車上動脈のみで安定した皮弁血行が得られるとされるが[1][9][10]，両側の滑車上動脈を皮弁基部に含めることも可能であり，皮弁の可動性や必要な皮弁の大きさに応じて，適宜調整するのがよ

い．重要な点は皮弁長がどの程度必要になるかであり，鼻柱まで余裕をもって被覆させる必要がある場合や前額が狭い患者の場合は，何らかの工夫が必要になる（図2，図3）．具体的には斜めに皮弁を作成することや鼻根部や眉毛を超えて眼窩部まで切開を加えることで皮弁長を長くすることができる[2)3)11)]．それでも皮弁長が足りない場合は，広範囲な皮膚軟部組織の欠損を再建する場合や皮弁採取部を一期的に閉鎖したい場合も含めて，前もって組織拡張器を前額部に挿入することでこれらの目的を解決することができる．組織拡張器を用いる利点はその他にも，皮膚が伸展拡張されることで薄い皮弁を作成することができる，挙上する皮弁に対して一種の delay 効果を有するため皮弁血行がより安定することなどが挙げられる．また鼻部再建においては，鼻孔部や鼻腔粘膜部の lining を再建する必要がある場合も多く，鼻唇溝皮弁などの近傍の皮膚を用いることや皮弁の裏打ちとして植皮術を施行することもあるが[1)2)4)]，薄くした前額皮弁を折り返して鼻孔縁を再建することも施行されている[11)]．このように組織拡張器を用いる有用性は多いが，手術回数が増える，拡張中の前額の異常な膨隆が整容的に問題となるなどの欠点も有する[11)]．なお，組織拡張器を挿入する深度は骨膜上がよいとされているが[11)]，骨膜下に挿入しても問題はない．また，前額皮弁を用いる場合は知覚神経である滑車上神経の損傷が生じてしまうが，臨床上，この神経損傷が問題となることはない．次に具体的な再建手順を示す．

1．皮弁のデザイン

可能であれば，術直前に前額部における滑車上動脈の走行を超音波で確認する．眼窩上縁内側の動脈を確認して，眉毛内側部から頭側に走行する動脈をプロットする．血管径が細い場合があるが，その場合は測定できる範囲で構わない（図2）．皮弁のデザインは基本的に皮弁内に本動脈を含めるように行う．血管網が豊富な部位であるため，本動脈が確実に皮弁内に取り込まれていれば，皮弁頭側の皮弁幅が広い T 字型の皮弁の作成も可能である．「切り離し」型である場合は，皮弁長を得るために眉毛部を超えて鼻根部や上眼瞼にいたるまで皮膚切開線を設定する．「denude」する方法では，鼻根部から先は皮下トンネルを作成するようにデザインすることが多い．

2．皮弁の挙上

頭側から皮弁を挙上する．骨膜上で前頭筋を含めて挙上することもできるが，薄い皮弁が欲しい場合は，前額の頭側半分では前頭筋直上や真皮下の層で挙上することも可能である[6)]．ただし，尾側になると動脈が深部に入り込むので，眼窩上縁より2cm 程度までにとどめる必要がある（図1）．この動脈の走行をイメージしておけば，安心して皮弁を挙上することができる．また，皮弁採取部が縫縮できるのは幅約2cm とされているが[5)]，頭髪の生え際に沿って切開を外側に延ばすことでさらに縫縮が容易になるとされている．しかし，前額皮膚の伸展性は不良であり，それほどの効果は期待できない上，不必要な頭部の知覚異常を生じさせる要因となるため不必要に施行しない方がよいと考えている．したがって，幅の広い大きな皮弁の採取部は組織拡張器を用いる場合を除いて，基本的には植皮術が必要になることが多い．

3．皮弁縫着と採取部操作

皮弁先端部が鼻部の皮膚欠損部に緊張なく届くことを確認した後に，皮弁先端部を皮膚欠損部に縫着する．可能な限り，鼻部周囲組織との間に段差が生じないように丁寧にトリミングを行う．通常，皮弁先端部は真皮直下の血行が維持されていれば血流上の問題は生じないので，理屈上は相当薄くすることが可能である．しかし，皮弁茎部の回転に伴う血行のねじれが生じるため[4)]，安全な皮弁血行を考慮すると皮弁の非薄化には限界があると考えている．皮弁壊死よりは2期的な修正術を選択した方が賢明である．皮弁先端の縫着は真皮縫合を粗く施行して細めのナイロン糸で皮膚結節縫合を施行する．

皮弁採取部は「切り離し」の方法の場合は，容易に縫縮できる部位のみ縫縮を行い，縫縮できない

部位は植皮ではなく人工真皮を貼付する.「切り離し」の操作に伴って皮弁基部が前額部に戻ることで前額部の皮膚欠損の形態が変わる可能性があることと,「切り離し」の操作の際に植皮術を施行すればよいため, この時点では人工真皮の貼付に留めた方がよい.

また, 通常は皮弁を概ね 180°回転させて皮弁先端を鼻部に移行させることになるが, その際に皮弁基部はねじれを生じるため, 皮弁裏面が創部として露出する. そのため同部は抗生剤含有ガーゼなどを用いて被覆しておく.

一方,「denude」する方法では, 皮弁先端を皮下トンネルに通して皮膚欠損部を被覆するが, 皮弁先端に過剰な緊張がかからない状態を確認した上で, 皮下トンネル部の皮弁を denude する. 皮弁採取部は原則として縫縮するが, 過剰な皮膚の緊張により同部の皮膚壊死のみでなく, 前額皮弁の血行にも影響を与える可能性があるため無理な縫縮は避ける. 縫縮不能と判断した場合は植皮で対応してもよいが, 前額部であれば, あえて潰瘍状態にして瘢痕治癒させても整容的に良好な結果が得られるとする報告もある[2].

4. 切り離し

前額皮弁による鼻部の再建後, 通常は術後 3 週間目に皮弁の切り離しを施行する. 術後 2 週間での切り離しでも皮弁の生着において問題がないとする意見も多いが, 我々の経験として術後 2 週間での切り離しにより皮弁壊死を生じた経験があるため, 我々は原則として 3 週間後に切り離しを施行する方が安全であると考えている.

皮弁先端部が皮膚欠損部に余裕をもって縫着できる位置で皮弁の切り離しを行い, 縫着されていない皮弁先端部断端のトリミングを行い, 同時に鼻部の欠損部も創縁をリフレッシュして丁寧に縫着する. 続いて, 鼻根部近傍の縫合部を抜糸して開創し, 皮弁基部を元の位置に戻す. その際, 戻した皮弁に少し緊張がかかる程度に周囲の皮膚と縫合した方が手術瘢痕は目立たない. 戻した皮弁

に組織の余剰があると, 同部が盛り上がった状態で治癒してしまう. 続いて皮弁採取部に貼付した人工真皮を除去し, 最終的な皮膚欠損の形態に応じて植皮術を施行する. 通常は全層植皮術が選択されるが, 植皮後の瘢痕は目立たない瘢痕として治癒することが多い.

<症例提示>

症例 1 : 39 歳, 女性. 鼻部動静脈奇形 (図 3)

鼻部の動静脈奇形病変による止血困難な鼻出血をしばしば認め, 日常生活に支障をきたしていた. そのため病変の切除と正中部前額皮弁を用いた再建術を計画した. 鼻部の病変を可能な限り切除し, 脆弱になっていた鼻部のフレームワークとして L 字型に細工した腸骨を移植した. 鼻部の広範囲な再建が必要であったため, 切除術 5 か月前に前額部に組織拡張器を挿入し, 前額皮膚組織を伸展させた. 伸展した前額部皮膚組織を用いて, 生じた鼻部の皮膚軟部組織欠損部を移植した腸骨の上に被覆した. 皮弁採取部は一期的に縫縮することができた. 術後, 頻回な鼻出血は著明に改善し, 良好な鼻形態を得ることができた.

正中部前額皮弁の応用

正中部前額皮弁の皮弁血行を理解していれば, 軸走型の動脈皮弁として安定した血行を有する種々の形態の皮弁を作成することが可能である. ここでは, 本皮弁を用いた鼻部再建以外の使用方法について解説する.

1. 鼻部以外の部位への皮弁移植

正中部前額皮弁は古くから鼻部の皮膚軟部組織欠損に対する再建材料として主に用いられてきた. しかし, 本皮弁は有茎皮弁であるため, 皮弁が届く部位であれば鼻部以外でも本皮弁を使用することが可能である. とはいえ, 皮弁基部が眉間部になるため皮弁が移動できる範囲は限られており, 現実的には鼻部以外では眼瞼部への利用が最も多い. 具体的には内眼角部, 上眼瞼部, そして下眼瞼部への移植が可能であり, 皮弁先端部の厚

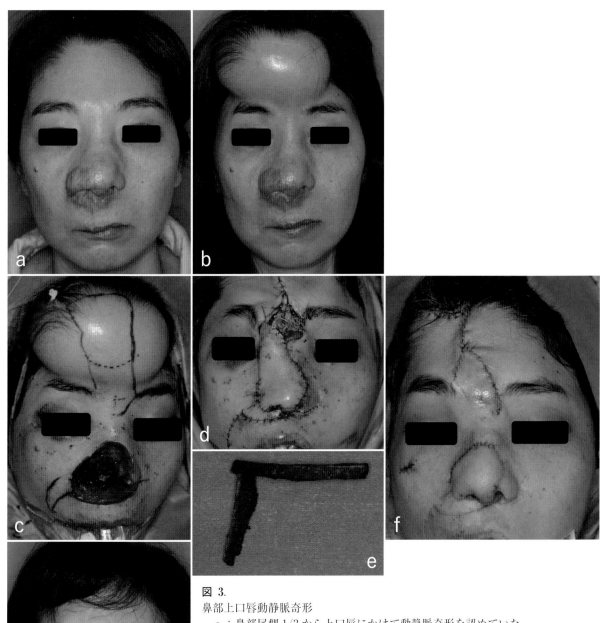

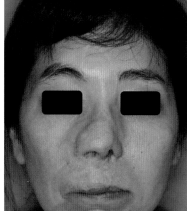

図 3.
鼻部上口唇動静脈奇形

　a：鼻部尾側 1/3 から上口唇にかけて動静脈奇形を認めていた.

　b：病変切除後に正中部前額皮弁を用いた鼻部再建を計画した. 切除
　　　前に組織拡張器を前額部に挿入した.

　c：上口唇から鼻部にかけて広範囲に皮膚組織が欠損した. 鼻粘膜の
　　　多くは温存できた. 正中部前額皮弁および上口唇再建用の鼻唇溝皮
　　　弁をデザインした.

　d：皮膚欠損部に皮弁を縫着した. 皮弁縫着前に鼻背から前鼻棘にか
　　　けて腸骨を移植した.

　e：移植した腸骨. L 字型に細工した.

　f：皮弁移植後 3 週間目に正中部前額皮弁の切り離しを行った. 皮弁
　　　採取部は一期的に閉鎖できた.

　g：術後 3 年半. 鼻出血は著明に軽減した. 良好な鼻形態も得られた.

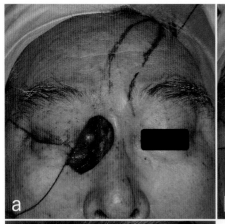
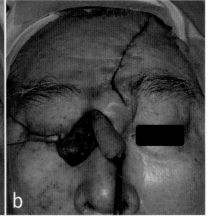
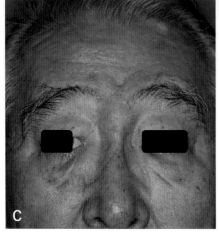

図 4.
内眼角部皮膚悪性腫瘍
a：腫瘍切除後の内眼角部の欠損に対して「denude」する方法
で傍正中部前額皮弁をデザインした.
b：挙上した傍正中部前額皮弁を皮下トンネルに通して欠損部
に移行したところ. 採取部は一期的に閉鎖した.
c：術後6か月の状態. 良好な内眼角形態が得られた. 採取部
の瘢痕も目立たない.

みを調整できるため，眼瞼の再建材料としても優
れている[12].

<症例提示>

症例2：67歳，男性. 内眼角部皮膚悪性腫瘍(図
4)

右内眼角部の皮膚悪性腫瘍に対して切除術を施
行した. 切除の際は涙嚢の一部と内眼角靱帯も合
併切除した. 内眼角部から鼻根部にかけて皮下ト
ンネルを作成し，「denude」する方法で傍正中部
前額皮弁を用いて再建を行った. 涙道の保持とし
てネラトンチューブを留置し，内眼角形成術も施
行した. 採取部は一期的に縫縮した. 術後，腫瘍
の再発も認めず，眼瞼部は良好な形態を得ること
ができた.

2．前頭洞の処理としての皮弁移植

前述の通り，前額皮弁は鼻根部近傍を茎とした
皮弁であるため，皮弁の移動範囲には限界があ
る. しかし，顔面の皮膚欠損という2次元の範囲
のみでなく，3次元として捉えることで前頭洞部

への利用も可能となる. 特に鼻根部は前頭洞から
副鼻腔への前頭鼻管が存在する部位であるため，
pericranial flap のように本皮弁を用いることで前
頭洞と副鼻腔を遮断することができる. なお，こ
の使用方法の場合は皮下に埋入する皮弁部を完全
に denude する必要があり，また採取部も一期的
に縫縮できることが望ましい.

<症例提示>

症例3：75歳，男性. 前額部転移性悪性腫瘍(図
5)

前頭骨の前壁と後壁に浸潤した転移性悪性腫瘍
に対して切除術を施行した. 腸骨を用いて前頭骨
の後壁と前壁を同時に再建した. その際に，開放
された患側前頭洞に死腔が存在したため，可及的
な粘膜掻爬の後に傍正中部前額皮弁を死腔に充填
させた. 前頭洞と副鼻腔との遮断には pericranial
flap も使用した. 採取部は一期的に縫縮した. 術
後，前頭洞炎等の合併症を認めず良好に経過した.

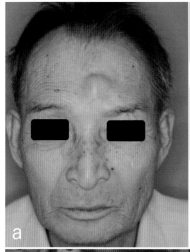

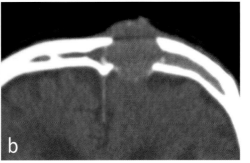

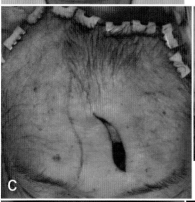

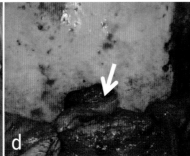

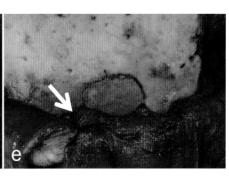

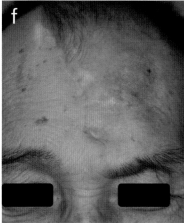

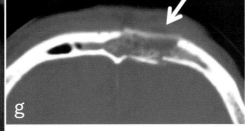

図 5.

前額部転移性悪性腫瘍

　a：前額部に隆起した腫瘤を認めた.

　b：CT では腫瘍は前頭洞を貫いており，前頭骨前壁と後壁が欠損して
　　　いた.

　c：冠状切開と前額部の経皮アプローチで腫瘍を切除した．硬膜は温
　　　存できた．前頭洞の死腔を充填するために傍正中部前額皮弁をデザ
　　　インした.

　d：Pericranial flap を用いて前頭鼻管部を被覆した．さらに denude
　　　した傍正中部前額皮弁を死腔となる前頭洞に埋入させた(矢印).

　e：腸骨を用いて後壁および前壁の硬性再建を施行した．傍正中部前
　　　額皮弁の基部(矢印)には骨移植は施行していない.

　f：術後 1 年の所見．傍正中部前額皮弁採取部は一期的に閉鎖してお
　　　り，感染なく経過している.

　g：CT 所見．前頭洞前壁および後壁に移植骨の皮質骨が確認できる
　　　(矢印)．また患側の前頭洞内の死腔は消失している.

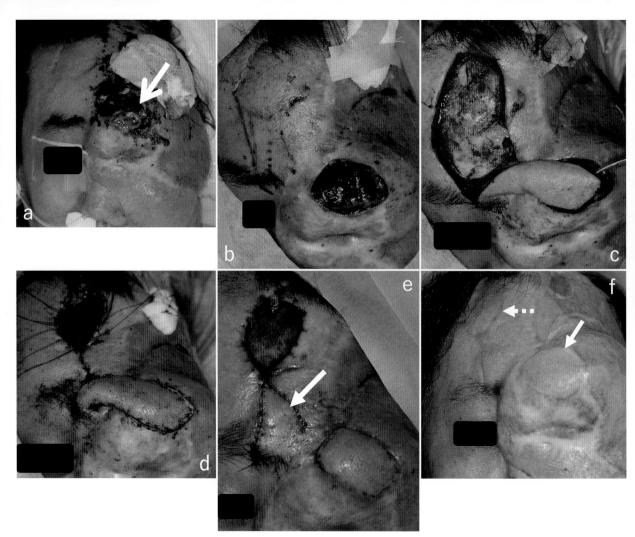

図 6. 前額部眼窩部動静脈奇形

a：腹直筋皮弁の辺縁に潰瘍（矢印）が出現した.

b：潰瘍部に対して大血管を損傷しない程度にデブリドマンを施行し，対側の前額部に傍正
　中部前額皮弁をデザインした. 点線は右滑車上動脈の走行を示す.

c：傍正中部前額皮弁を挙上して潰瘍部に届くことを確認した.

d：皮弁採取部には人工真皮を貼付した.

e：傍正中部前額皮弁を切り離した直後の状態. 皮弁基部（矢印）を前額に戻す際に前額の皮
　膚欠損部の状態も変化する.

f：術後2年半の状態. 左眼窩部の巨大血管は増大しているが，移植した傍正中部前額皮弁
　は安定して定着している（矢印）. 前額の植皮部も目立っていない（点線矢印）.

3．その他の使用方法

　血行が良好な軸走型皮弁として正中部前額皮弁
を移行できる範囲内であれば，種々の状況の解決
策として本皮弁を活用することができる. 潰瘍の
改善を目的として使用することや人工物の被覆を
目的に使用することも可能である. また，あえて
頭部の有毛部を含めて本皮弁を挙上し，眉毛再建
を目的として使用する方法もある[13].

＜症例提示＞

　症例4：20歳，男性. 顔面動静脈奇形に伴う潰
瘍（図6）

　左眼窩部の巨大動静脈奇形に対して部分切除後
に遊離腹直筋皮弁で再建を施行した. その後，腹
直筋皮弁周辺部に潰瘍形成を生じ，同部に巨大血
管が露出した. 大出血を招く危険性が高く，十分
な厚みのある血行良好な組織による被覆が必要と

判断し，慎重なデブリドマンを施行した後に傍正中部前額皮弁を用いて同部を被覆した．術後3週間目に切り離し術を施行した．その後，潰瘍は完全に治癒し，長期にわたって大出血を招く危険性を回避することができた．

まとめ

正中部前額皮弁は滑車上動脈さえ確実に皮弁内に取り込むことができれば，前額部の発達した血管網により自由な形状の皮弁を安全に作成することができる．有茎皮弁であるため皮弁の可動域には制限があるが，採取が容易であることから鼻部の再建以外にも種々の病態に対応できる潜在能力の高い皮弁であると考える．

参考文献

1) Millard, D. R. Jr.：Total reconstructive rhinoplasty and a missing link. Plast Reconstr Surg. **37**：167-183, 1966.
　Summary　20世紀の軟部組織以外も含めた種々の鼻部の再建方法についてまとめた論文である．

2) Menick, F. J.：Aesthetic refinements in use of forehead for nasal reconstruction：the paramedian forehead flap. Clin Plast Surg. **17**：607-622, 1990.
　Summary　鼻部の再建方法の歴史について詳細に記述されている．また，傍正中部前額皮弁の有用性について検討している論文である．

3) Shumrick, K. A., Smith, T. L.：The anatomic basis for the design of forehead flaps in nasal reconstruction. Arch Otolaryngol Head Neck Surg. **118**：373-379, 1992.
　Summary　前額部，特に前額部正中の血管解剖について詳細に検討された論文である．

4) Burget, G. C., Menick, F. J.：Nasal reconstruction：seeking a fourth dimension. Plast Reconstr Surg. **78**：145-157, 1986.

5) 大西　清，岡田恵美：前額皮弁．形成外科の基本手技2．平林慎一ほか編．134-139, 克誠堂出版, 2017.

6) 梅本泰孝ほか：滑車上動脈の3次元的血管解剖に基づく前額皮弁の挙上法．形成外科．**41**：259-264，1998.
　Summary　本邦で初めて前額部正中の血管解剖について検討された論文であり，正中部前額皮弁と傍正中部前額皮弁の相違についても論述している．

7) 中嶋英雄，今西宣晶：形成外科 ADVANCE SERIES Ⅱ-6 正中前額皮弁（median forehead flap）による外鼻再建．各種局所皮弁による顔面の再建：最近の進歩．小川　豊編．93-101. 克誠堂出版，2004.

8) Kazanjian, V. H.：The repair of nasal defects with the median forehead flap：primary closure of forehead wound. Surg Gynecol Obstet. **3**：37-49, 1946.
　Summary　前額部の血管解剖が未知の時代において，正中部前額皮弁の有用性および安定性を述べており，前額部の血管網が発達していることを逆説的に示している論文である．

9) Millard, D. R. Jr.：Hemirhinoplasty. Plast Reconstr Surg. **40**：440-445, 1967.

10) 永田武士ほか：片側前額皮弁を用いて再建した2例．形成外科．**57**：913-919，2014.

11) 酒井成身：Forehead flap with tissue expander. 鼻の修復と再建．荻野洋一編．108-115. 克誠堂出版，1996.

12) 楠本健司：【Local flap method】眼瞼の local flap method. PEPARS. **58**：34-39，2011.

13) 飯田直成ほか：眉毛再建に前額皮弁を用いた1例．形成外科．**49**：803-807, 2006.

形成外科領域雑誌ペパーズ

PEPARS 2021年のペパーズ増大号！

眼瞼の手術アトラス No.171
―手術の流れが見える―

2021年3月増大号
オールカラー216頁
定価　5,720円
（本体　5,200円＋税）

編集／帝京大学形成外科教授　小室裕造

コマ送り写真と文章で手術の流れをわかり
やすく解説！
エキスパートが"ここ！"という手術のコツを
抽出して写真を提示しているので、
わかりやすい！
22人の豪華執筆陣による贅沢な特集号です！

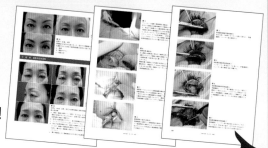

コマ送り写真で
手術の流れが見える！

■目　次■
埋没式重瞼術：
　埋没式重瞼術基本法 / 百澤 明
　埋没糸連結法 / 石井秀典
切開式重瞼術：
　翻転眼窩隔膜を固定源に用いた全切開法による重瞼術 / 中北信昭
　挙筋腱膜弁の「あそび」としての効果に着眼した切開式重瞼術 / 原岡剛一ほか
眼瞼下垂：
　成人の眼瞼下垂症手術―部分切開法眼瞼挙筋腱膜前転術― / 一瀬晃洋
　私の行っている挙筋腱膜前転術 / 菅 浩隆
　埋没式眼瞼下垂手術 / 真崎信行ほか
先天性眼瞼下垂：
　筋膜移植術(腱膜性筋膜移植術) / 野口昌彦
上眼瞼皮膚弛緩 / 落合博子ほか
眉毛下皮膚切除術 / 林 寛子
眼瞼痙攣に対する上眼瞼ADM手術 / 野平久仁彦ほか
内眼角形成(目頭切開)：
　Z形成術 / 土井秀明ほか
　Skin redraping法 / 出口正巳
外眼角形成(目尻切開) / 牧野太郎
瞼裂高増大術―眼瞼下垂手術・下眼瞼下制術― / 永井宏治ほか
下眼瞼経結膜脱脂 / 酒井直彦ほか
眼窩隔膜を有効に利用する下眼瞼形成術 / 田牧聡志ほか
経結膜脱脂と脂肪注入の組み合わせによる目の下のクマ治療 / 水谷和則
下眼瞼のクマ治療に対する
　　経結膜下眼瞼脱脂術とヒアルロン酸注入による複合治療 / 青井則之
睫毛内反(若年者) / 升岡 健ほか
退行性下眼瞼内反症の手術戦略 / 村上正洋
退行性下眼瞼外反 / 小久保健一

PEPARS
眼瞼の手術アトラス No.171
―手術の流れが見える― 増大号
2021.3
編集／帝京大学形成外科教授　小室裕造

←弊社HPで各論文のキーポイントをcheck！

全日本病院出版会
〒113-0033 東京都文京区本郷 3-16-4　Tel：03-5689-5989
www.zenniti.com　　　　　　　　　　　　　　Fax：03-5689-8030

PEPARS No.184：49-56，2022

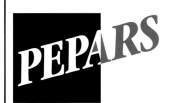

◆特集／局所皮弁デザイン—達人の思慮の技—

頬部，下眼瞼欠損に対する治療戦略
—頬部回転皮弁—

平山晴之[*1]　宮脇剛司[*2]

Key Words：局所皮弁（local flap），回転皮弁（rotation flap），頬部回転皮弁（cheek rotation flap），cervicofacial flap，再建外科（reconstructive surgery）

Abstract　頬部および下眼瞼は皮膚悪性腫瘍の好発部位であり，再建方法に関しては様々な方法がある．同部位に用いられる局所皮弁の中でも，頬部回転皮弁は頬部および下眼瞼の大きな欠損に対する再建に適している．手術手技が比較的簡便である上，整容面でも優れており非常に有用な皮弁である．

　顔面 unit は 1954 年に初めて報告され，その後 subunit，miniunit，individual unit へと発展した．顔面の再建方法を計画する際には欠かすことのできない概念であり，頬部回転皮弁を用いる症例でも，場合によっては欠損が複数の unit に及ぶことがあり，その場合は他の局所皮弁や遊離皮弁を併用して unit 毎に再建を行う必要がある．

　頬部回転皮弁を用いた再建で，整容的にも機能的にもよい結果を得るためには，適応となる症例や皮弁デザインのポイントについて習熟しておく必要がある．

はじめに

　頬部および下眼瞼は皮膚悪性腫瘍の好発部位であり，同部位の再建を行う機会は多い．頬部回転皮弁は手術手技が比較的簡便である上に整容面でも優れており，頬部および下眼瞼の大きな欠損に対する再建において非常に有用な皮弁である．

　本稿では，回転皮弁の概念，頬部回転皮弁の適応，unit 原理，手術方法，合併症，実経験例について述べる．

[*1] Haruyuki HIRAYAMA，〒105-8471　東京都港区西新橋 3-19-18　東京慈恵会医科大学形成外科学講座，助教
[*2] Takeshi MIYAWAKI，同，教授

回転皮弁の概念

　局所皮弁には前進皮弁（advancement flap），横転皮弁（transposition flap），回転皮弁（rotation flap）がある．横転皮弁や回転皮弁には皮弁の回転の中心となる pivot point が存在する．回転皮弁における functional pivot point は欠損部と反対側の皮弁基部である．弧の長さは欠損幅の最低 4〜5 倍は必要であり，必然的に大きなデザインとなる[1]．

　皮弁の緊張が強い場合，皮弁に back cut を入れることで緊張が解除されることがある．一方で，back cut を行うと皮弁の血流が減少するため十分配慮して行う．また，皮弁の前進と回転を補助する目的で，pivot point に隣接する Burow の三角を切除することも有効である（図 1）[2]．

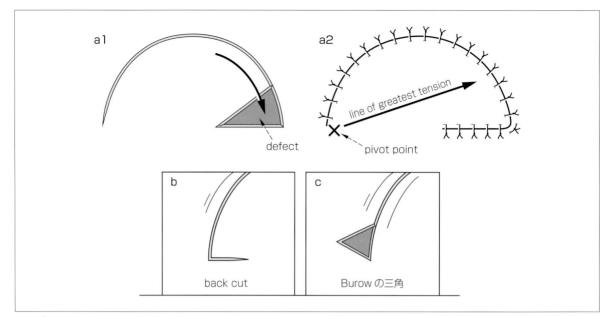

図 1. 回転皮弁（文献 2 より改変引用）
a ：回転皮弁の pivot point，a2 の矢印は最も緊張のかかる線（line of greatest tension）である.
b，c ：Back cut や Burow の三角の切除を行うことで，緊張を軽減させることが可能である.

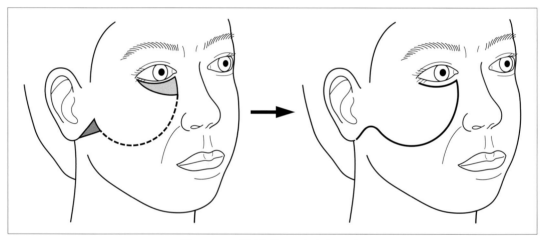

図 2. Imre 法（文献 4 より改変引用）

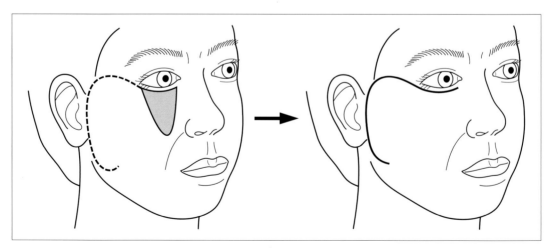

図 3. Mustardé 法（文献 4 より改変引用）

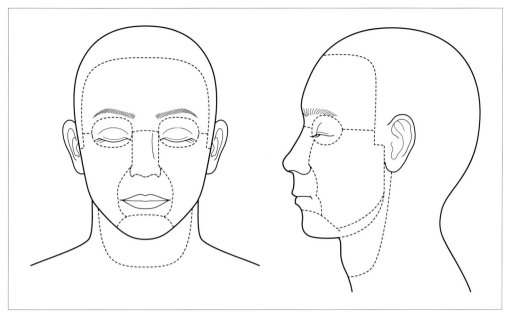

図 4. Gonzalez-Ulloa らが報告した顔面 unit（文献 7 より引用）

頬部，下眼瞼における頬部回転皮弁

　下眼瞼の小さな欠損では単純縫縮を行うが，場合によっては外眼角切開および外側眼瞼靭帯離断術を追加する．欠損が50%を超える場合は局所皮弁が必要になり，median forehead flap，Hughes 変法，V-Y 前進皮弁，semicircular rotational flap，頬部回転皮弁などを用いる．また，遊離皮弁を用いる場合もある．後葉再建には粘膜・軟骨のコンポジット移植がよく用いられる[3]．

　頬部回転皮弁は上述のように下眼瞼の再建に加え，頬部の頭側 1/2 の再建にも用いられる．さらに，皮弁基部を頸部まで延長した cervicofacial flap では頬部中央まで被覆することが可能となる[4]．

　頬部回転皮弁を用いた再建には主に Imre 法[5]（図2）と Mustardé 法[6]（図3）があり，Imre 法は横長の欠損の再建に，Mustardé 法は縦長の欠損の再建に適している[4]．

Unit 原理

　顔面 unit は 1954 年に Gonzalez-Ulloa ら[7]が初めて報告した（図4）．その後，隆起，陰影，皺線，皮膚の形状などを検討することで，より詳細な subunit，miniunit（図5）[8]の概念が生まれ，さらに

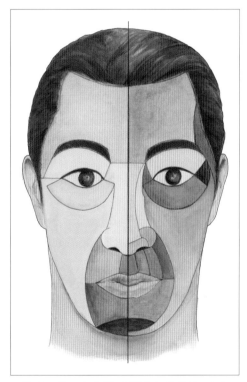

図 5. 我々から見て顔面右半分は mini-unit，左半分は従来の aesthetic unit（文献 8 より引用）

個々による差異をも加味した individual unit の概念へと発展した[9].

欠損形状に対してそのまま皮弁や植皮による再建を行うと，円形もしくはパッチ様の外観を生じるため，再建後に不自然な外観を呈することが少なくない．これを防ぐために，周囲組織の前進固定やトリミングを行うことにより欠損形態を unit 形態にした上で，同形態かつ色調，質感の類似した皮弁や植皮で再建する．これが unit 原理に基づいた再建の基本原則である[10].

頬部や下眼瞼においても unit 原理を常に意識して再建を行うことが重要である．頬部回転皮弁を用いる症例でも，場合によっては欠損が複数の unit に及ぶことがあり，他の局所皮弁や遊離皮弁を併用して unit ごとに再建を行う必要がある.

手　術

皮弁をデザインする際，外眼角外側では頭側に凸になるような曲線にし，さらに外側で尾側に向かう曲線はもみあげにかからないようにする．皮弁に緊張がかからないように皮弁遠位基部までの皮膚切開を長くし，場合によっては頸部まで延長することも考慮する．また，皮弁遠位基部での back cut や Burow の三角の切除も有効である.

Superficial musculoaponeurotic system（以下，SMAS）直上もしくは脂肪中層で皮弁を挙上する．挙上する層が深くなりすぎると顔面神経損傷が起こる可能性があり，浅くなりすぎると皮弁の血流が少なくなるため注意する．SMAS 直上で皮弁を挙上する場合，頸部まで皮膚切開線が及んでいれば，SMAS に連続する広頸筋は同定が容易であるため，まず頸部から広頸筋を同定し，広頸筋直上の層で挙上していくとよい.

最も緊張のかかる皮弁近位部から真皮縫合を行い，皮弁に緊張のかからない位置に固定していく．必要に応じて，頬骨突起骨膜と皮弁真皮に anchoring suture を行う．Dog ear は適宜修正し，必要に応じてドレーンを留置して閉創する.

合併症

下眼瞼の再建が不十分であったり，再建されなかった場合，兎眼性角膜炎や角膜潰瘍になる可能性があり，最終的に失明することもある[11].

また，下眼瞼外反と下眼瞼下垂は，下眼瞼再建術後によく見られる合併症であり，通常は併発する．下眼瞼の再建において，頬部回転皮弁に代表される皮弁が水平方向に移動する群と V-Y 前進皮弁に代表される皮弁が垂直方向に移動する群を比較すると，下眼瞼外反と下眼瞼下垂の発生率は後者で有意に高いという報告があり[3]，頬部回転皮弁は合併症の観点からも有用な皮弁である.

下眼瞼外反や下眼瞼下垂の予防には，「手術」の項目で記載の通り，外眼角外側では頭側に凸になるような曲線で皮弁をデザインする点，術後皮弁が外下方に後戻りしないように緊張のかからない位置に皮弁を固定した上で頬骨突起骨膜と皮弁真皮に anchoring suture を行う点が重要である.

症例提示

症例 1：78 歳，男性

2 年以上前に出現した左鼻背基底細胞癌に対して，水平方向に 5 mm マージン，深部は表情筋上で腫瘍を切除した．術中迅速病理診断で断端陰性を確認し，一期的に頬部回転皮弁（Mustardé 法）と axial frontonasal flap を用いて再建した．術後 6 か月時点で再発や合併症は認めず，整容面でも良好である（図 6-a〜d）.

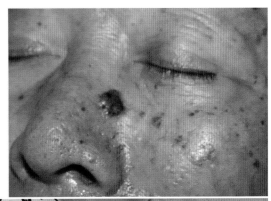

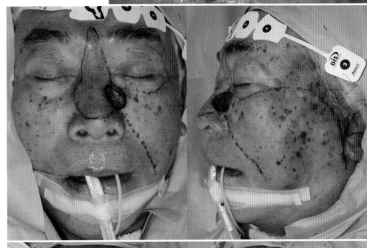

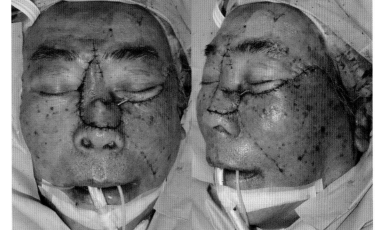

a
b
c
d

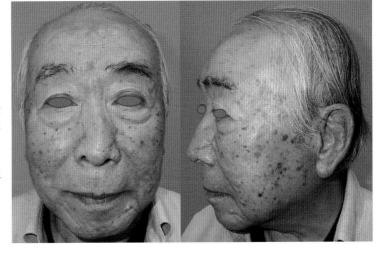

図 6.

症例1：左鼻背基底細胞癌に対する
切除，再建

　a：術前．左鼻背に基底細胞癌を
　　認めた．

　b：術中．腫瘍切除後，頬部回転
　　皮弁（Mustardé 法）と axial
　　frontonasal flap をデザインし
　　た．

　c：術直後．皮弁を挙上し，欠損
　　部を被覆した．

　d：術後6か月．再発や合併症は
　　なく，整容面でも良好である．

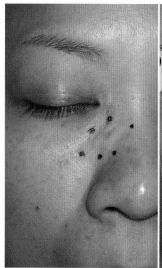
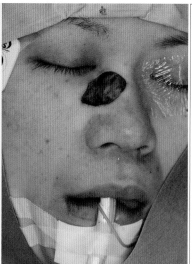
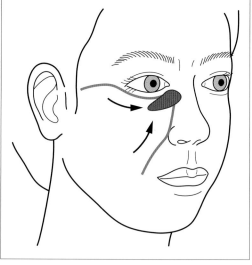

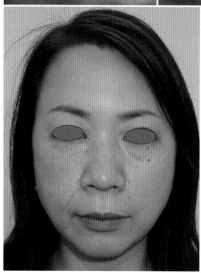

a | b | c
d |

図 7.
症例 2：右鼻部から右頬部の基底細胞癌に対する切除，再建
　a：術前．右鼻部から右頬部に基底細胞癌を認めた．
　b：術中．マッピング生検通りのマージンで腫瘍を切除した．
　c：術中シェーマ．二期的に頬部回転皮弁(Imre 法)で再建した．
　　赤色部は欠損部，青線は皮膚切開線
　d：術後 9 か月．再発や合併症はなく，整容面でも良好である．

症例 2：42 歳，女性

　10 年前から徐々に増大傾向であった右鼻部か
ら右頬部の基底細胞癌に対してマッピング生検通
りのマージンで切除し，人工真皮で被覆した．二
期的に頬部回転皮弁(Imre 法)で右鼻部から右頬
部の欠損部を再建した．術後 9 か月時点で再発や
合併症は認めず，整容面でも良好である(図 7-a～
d)．

症例 3：73 歳，男性

　10 年前から徐々に増大傾向であった右下眼瞼
基底細胞癌に対して水平方向に 5 mm マージン，
深部は表情筋上で腫瘍を切除し，人工真皮で被覆
した．当院皮膚科で二期的に頬部回転皮弁(Mus-
tardé 法)で再建したが，欠損を被覆できなかった

ため鼻唇溝皮弁を追加した．再建手術後 6 か月で
右下眼瞼瘢痕に対して全層植皮術を行った．ま
た，下眼瞼外反，下眼瞼下垂が出現したため再建
手術後 1 年で lateral canthoplasty を行い，下眼瞼
外反，下眼瞼下垂は改善した．再建手術後 8 年時
点で再発はなく，整容面でも良好である(図 8-a～
e)．

まとめ

　頬部回転皮弁は下眼瞼や頬部の大きな欠損の再
建において非常に有用な皮弁である．整容的にも
機能的にもよい結果を得るためには，適応となる
症例や皮弁デザインのポイントについて習熟して
おくことが肝要である．

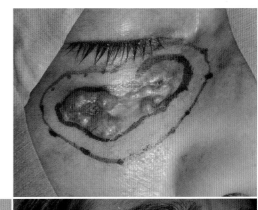

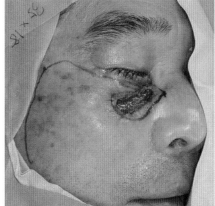

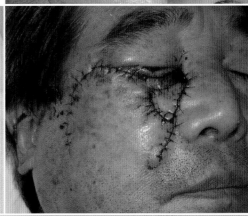

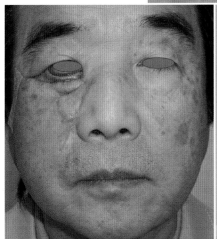

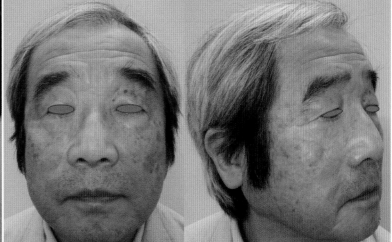

	a
b	c
d	e

図 8. 症例 3：右下眼瞼基底細胞癌に対する切除，再建

a：術前．右下眼瞼に基底細胞癌を認めた．

b：再建手術前．頬部回転皮弁（Mustardé 法）をデザインした．

c：再建手術直後．頬部回転皮弁では欠損を被覆できなかったため，鼻唇溝皮弁を追加した．

d：再建手術後 3 か月．右下眼瞼瘢痕，下眼瞼外反，下眼瞼下垂が出現した．

e：再建手術後 8 年．右下眼瞼瘢痕に対して全層植皮術，下眼瞼外反および下眼瞼下垂に対して lateral canthoplasty を行った．再建手術後 8 年時点で再発はなく，機能面，整容面ともに良好である．

参考文献

1) 窪田吉孝ほか：【ベーシック＆アドバンス 皮弁テクニック】局所皮弁の基礎と応用．PEPARS．**135**：1-9，2018．

2) Place, M. J., et al.：Basic Techniques and Principles in Plastic Surgery, Grabb and Smith's Plastic Surgery. fifth edition. Aston, S. J., et al., ed. 13-25, Lippincott-Raven, Philadelphia, 1997.

3) Orgun, D., et al.：Oncoplastic lower eyelid reconstruction analysis. J Craniofac Surg. **30**：2396-2400, 2019.
Summary 下眼瞼の再建において，皮弁が水平方向に移動した群と垂直方向に移動した群を比較した論文．

4) 上田和毅：【顔面の代表的局所皮弁―ポイントと作成のコツ―】Rotation flap. 形成外科．**61**(2)：156-163，2018．
Summary 頬部回転皮弁や cervicofacial flap について，その原理も含め解説した論文．

5) Imre, J. Jr.：New principles in plastic operations of the eyelid and face. JAMA. **76**：1293-1297,
1921.

6) Mustardé, J. C.：Major reconstruction of the eyelids：functional and aesthetic considerations. Clin Plast Surg. **8**：227-236, 1981.

7) Gonzalez-Ulloa, M., et al.：Preliminary study of the total restoration of the facial skin. Plast Reconstr Surg. **13**：151-161, 1954.
Summary 顔面 unit の概念を初めて提唱した論文．

8) 西野健一ほか：【コツがわかる！形成外科の基本手技―後期臨床研修医・外科系医師のために―】顔面の遊離植皮術．PEPARS．**88**：54-63，2014．

9) 荻野晶弘ほか：【単純縫縮 vs 局所皮弁・Z 形成術】Unit 原理に基づいた小範囲顔面皮膚・軟部組織欠損の再建．創傷．**3**：41-51，2012．

10) 丸山 優ほか：【頭部・顔面の形成外科】外鼻欠損の再建法．形成外科．**52**：S87-S97，2009．

11) Portnoy, S. L., et al.：Surgical management of corneal ulceration and perforation. Surv Ophthalmol. **34**：47-58, 1989.

PEPARS No.184：57-62, 2022

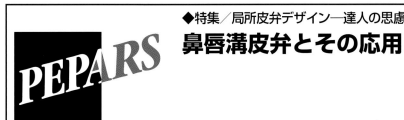

◆特集／局所皮弁デザイン─達人の思慮の技─

鼻唇溝皮弁とその応用

美馬俊介[*1]　安倍吉郎[*2]　橋本一郎[*3]

Key Words：局所皮弁（local flap），鼻部再建（nasal reconstruction），上口唇再建（upper lip reconstruction），LNAP 皮弁（lateral nasal artery perforator flap），穿通枝皮弁（perforator flap）

Abstract　鼻唇溝皮弁は豊富な真皮下血管網を有するために血流が安定しており，上方茎および下方茎のいずれの方向でも挙上することが可能である．皮弁末梢は脂肪組織を切除することで薄くすることが可能であり，鼻部の再建に適している．皮弁採取部は瘢痕を鼻唇溝に一致させることで目立ちにくくできる利点がある．顔面動脈からの穿通枝を含んだ穿通枝皮弁ではプロペラ型皮弁として移動できるために，二期的な皮弁の切り離しが不要になり，皮弁基部の捻れや変形を最小限にできるなど，少ない患者負担で整容性に優れた再建が可能である．

はじめに

　鼻唇溝皮弁は鼻唇溝近傍に作成する局所皮弁で，手術手技が比較的容易であり，顔面中央部の再建に用いることができる．欠損部が皮弁と隣接する場合は，VY 前進皮弁や横転皮弁が作成しやすい．欠損部が皮弁と隣接しない場合には，間に介在する皮膚を切除したり，皮下茎皮弁としたり，二期的に皮弁茎部を切離する方法が必要となる．適切な皮弁を挙上するためには皮弁を移動させた後の状態をイメージすることが重要である．本稿では鼻唇溝皮弁の基本的事項を概説し，症例を提示して手術手技のポイントを詳説する．さらにその応用として穿通枝皮弁についても言及する．

歴　史

　鼻唇溝皮弁は，古くは 1830 年に Diffenbach の鼻翼部再建で使用された報告[1]があり，1960 年代に入り，Mclaren[2]，Silva[3]の報告を皮切りに多彩な適用が示されてきた．鼻部から上口唇白唇部に対応できる汎用性[4]から，顔面の再建において必要不可欠な皮弁となっている．

解　剖

　鼻唇溝皮弁は鼻唇溝近傍が顔面動脈の走行と重なるため，顔面動脈からの血行を含めることが可能であり，さらに皮下での密な血管網[5]によって支えられているために血流が安定している．体表から見た顔面動脈の走行は，下顎下縁の広頸筋下の咬筋前縁から口角の外側を通り，鼻翼の外側で外側鼻動脈と眼角動脈に分岐し，眼角動脈は内眼角部へと蛇行しながら上行する[6]．口角部における顔面動脈は笑筋，大頬骨筋，小頬骨筋，上唇挙筋の深層，口角挙筋の浅層を通過する[4]．また，皮膚には多数の穿通枝を出すが，特に鼻翼部外側付近で外側鼻動脈からの皮膚穿通枝を複数本認め

*1 Shunsuke MIMA，〒770-8503　徳島市蔵本町 3 丁目 18-15　徳島大学病院形成外科・美容外科，医員
*2 Yoshiro ABE，同大学大学院形成外科学教室，准教授
*3 Ichiro HASHIMOTO，同大学大学院形成外科学教室，教授

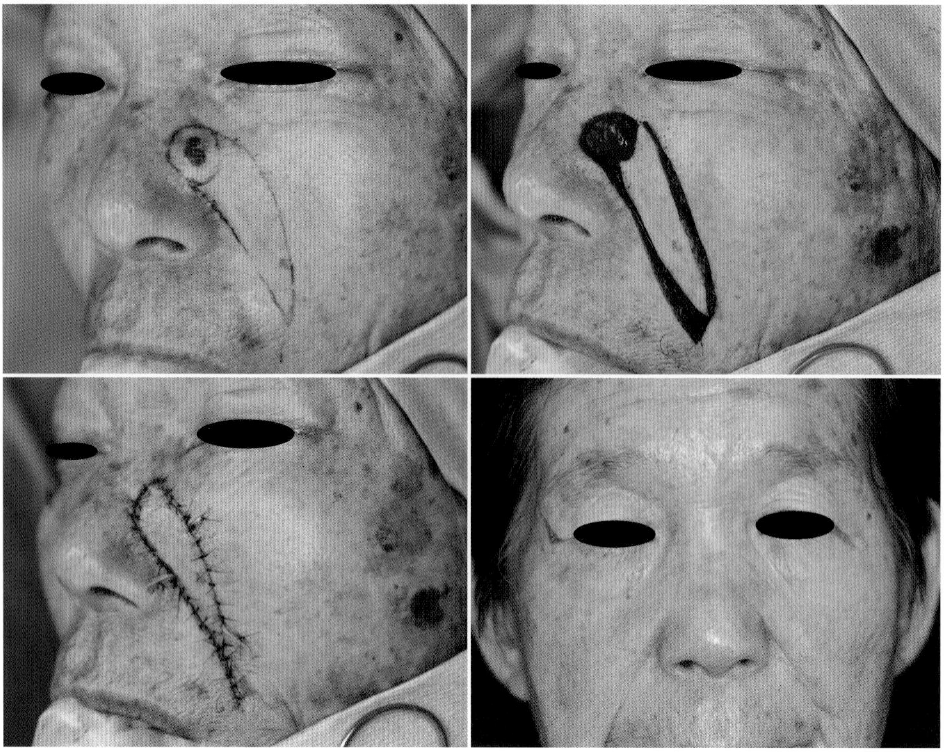

図 1.
症例 1
a：術前のデザイン
b：皮弁の挙上
c：皮弁移動後の状態
d：術後 2 年

る．これを含めた穿通枝皮弁は lateral nasal artery perforator(LNAP)flap と呼ばれ，プロペラ型の皮弁を作成することができる[7)~9)]．LNAP flap については症例の項で詳説する．

適　応

　本皮弁は，下眼瞼内側，鼻部(鼻背，鼻柱，鼻腔，鼻翼，鼻中隔)，頬部，上口唇白唇部，下口唇白唇部，口腔内(硬口蓋，口腔前庭，頬粘膜)に適応できる[4)]．また，口腔内の比較的大きな欠損に対して，皮弁を通常より大きく採取し，生じたドナーの欠損を頬部回転皮弁で閉鎖する方法もある[10)]．鼻尖部の外側などでは反対側の皮弁を使用することもできる[11)]．

皮弁のデザインと挙上

　鼻唇溝の外側は皮膚に余裕があるため内側に寄せやすく，口角の変形が生じにくいため，皮弁の内側縁を鼻唇溝に合わせて作図する．こうすることで瘢痕は鼻唇溝に一致するため目立ちにくくなる．
　皮弁を移動方法で分類すると，VY 前進皮弁や横転皮弁が作成しやすい．特に横転皮弁は上方茎でも下方茎でも挙上可能である．皮弁の幅は採取

部を縫縮できることを基本とし，成人では 2 cm 程度とされるが，年長者では皮膚の余裕があるため，2 cm 以上の採取が可能である．皮弁の長さは幅に対して 1：4 程度まで挙上できるとされている[12)13)]．皮弁は欠損部より 10~15% 程度大きく作成すると縫合時の皮弁への緊張を軽減できる．皮弁の挙上は末梢から基部に向かって行い，皮下脂肪を 2~3 mm 程度付けて剥離を進めていき，皮弁の基部に向かって剥離を深くすることで皮弁を厚くしていく．
　注意点としては，皮弁の移動により皮弁基部に捻れを生じたり，皮下を通す際に茎部を圧迫したりすることなどで皮弁血流が不安定になることが挙げられる．血流を安定させたまま皮弁を移動させるためには，術前にデザインをよく検討することで上記のような皮弁茎部の捻れや圧迫が生じないようにし，必要な場合には皮弁茎部を 2 期的に切除する術式を考える．

症　例

症例 1：VY 前進皮弁

　85 歳，女性．鼻部外側の基底細胞癌の切除を行った．欠損の再建は鼻唇溝に沿った VY 前進皮

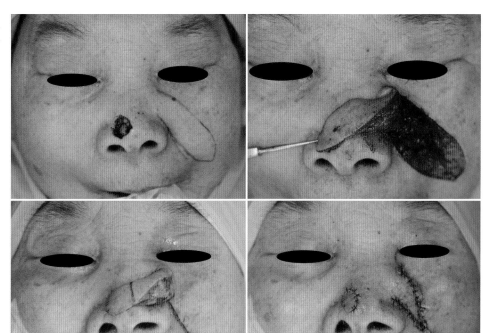

図 2.
症例 2
　a：皮弁デザイン
　b：皮弁の挙上
　c：切り離しデザイン
　d：縫合後
　e：術後 2 年

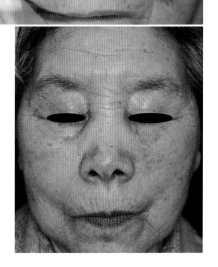

弁で行った．腫瘍切除により，18×15 mm の欠損を生じた．53×20 mm の大きさの鼻唇溝皮弁をデザインした．皮弁の内側縁は鼻唇溝に沿わせ，外側縁は欠損より 2〜3 mm 外側に膨らませてなだらかに内側縁に合流させた（図 1-a）．皮弁の頭側および尾側の皮下脂肪層の剝離を行い，皮弁を頭側へ移動した（図 1-b）．また，縫合後に下眼瞼や口唇が偏位しないように，頬部側で皮下剝離を行い閉創した（図 1-c）．大きな皮弁を作成したため，皮弁の移動がスムーズであり，瘢痕は鼻唇溝に一致して目立たず，瘢痕修正は行わなかった（図 1-d）．

　VY 前進皮弁とする鼻唇溝皮弁は，鼻部と頬部の境や内眼角尾側の欠損に対する再建によい適応である．

症例 2：鼻尖部から鼻翼部の 2 期的再建

　78 歳，女性．鼻尖部から右側鼻翼にかけて存在する脂腺癌を切除し，16×16 mm の欠損を生じた．18×60 mm の鼻唇溝皮弁を欠損とは反対側の左頬部にデザインし，皮下脂肪層で皮弁を挙上した（図 2-a）．鼻唇溝皮弁を対側に作成したことで，同側に皮弁を作成するよりも鼻唇溝遠位部が欠損に移動されることになり，より薄い皮弁が充填でき，皮弁採取部周囲の変形も目立ちにくくなった

（図 2-b）．ドナー部は皮弁の基部を圧迫しない程度まで縫縮し，皮弁の裏面には人工真皮を貼付し，2 週間後に皮弁の切り離しを行った（図 2-c，d）．皮弁基部は鼻翼基部を越して鼻頬溝まで作成されていたため，同部へ皮弁基部を戻して変形を残さないように配慮した．また皮弁切り離しの際には，欠損部に充填された皮弁を下床から挙上して近位部の脂肪組織をできるだけ切除することにより，皮弁の厚みによる変形を最小限にした．術後 2 年で瘢痕は目立たず，両側鼻翼の形態も良好である（図 2-e）．

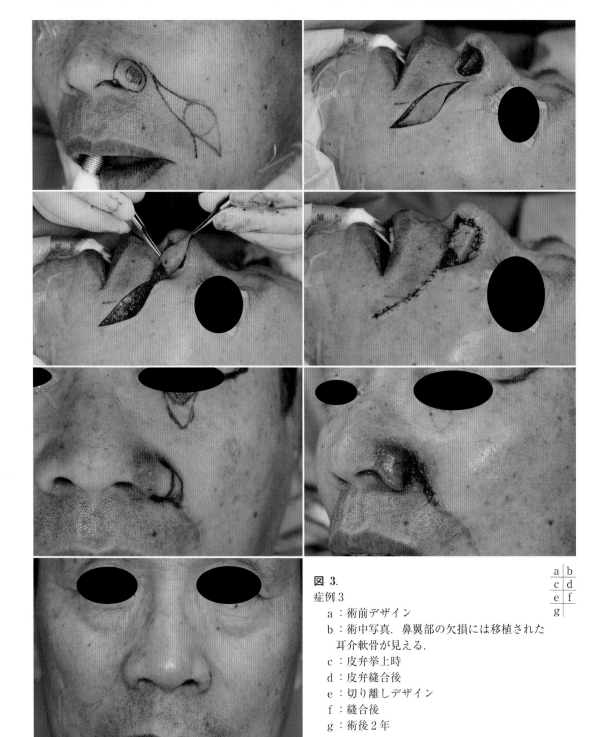

図 3.
症例 3

a	b
c	d
e	f
g	

a：術前デザイン
b：術中写真．鼻翼部の欠損には移植された
　　耳介軟骨が見える．
c：皮弁挙上時
d：皮弁縫合後
e：切り離しデザイン
f：縫合後
g：術後 2 年

症例 3：鼻翼部再建

　63 歳，男性．鼻翼部の基底細胞癌に対して鼻腔粘膜のみを残して鼻翼部皮膚と鼻翼軟骨の切除術を行い，15×15 mm の欠損が生じた（図 3-a）．左耳甲介から 22×16 mm の軟骨移植片を採取して，

欠損周囲では皮下剥離を行い，移植軟骨片を周囲皮下組織と固定した（図 3-b）．鼻唇溝皮弁は 17×38 mm でデザインし，皮下脂肪層の浅層で挙上した（図 3-c）．皮弁は血流をみて defatting を行った後に，欠損に縫合固定した（図 3-d）．2 週間後に

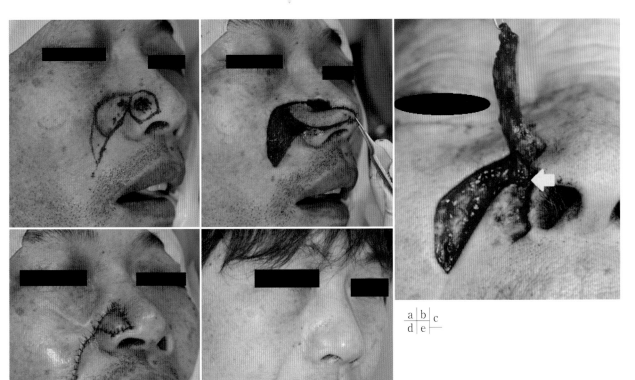

図 4. 症例 4

a：デザイン
b：皮弁挙上後
c：皮弁の血管茎．外側鼻動脈の穿通枝と温存された周囲の皮下組織がみえる（黄色矢印）．
d：皮弁縫合後
e：術後 7 か月

皮弁の切り離しを行った（図 3-e, f）．瘢痕は目立たず，鼻翼の輪郭はほぼ左右対称に再建できたため，修正術は行っていない（図 3-g）．

症例 4：LNAP flap による鼻再建

52 歳，男性．基底細胞癌を切除した後に鼻翼から鼻側壁を含む 17×16 mm の皮膚が欠損するため，あらかじめドップラー血流計で確認した鼻翼の頭外側に存在する外側鼻動脈の穿通枝を 1 本含み，皮弁採取後の瘢痕を鼻唇溝に一致させた 26×17 mm の LNAP flap をデザインした（図 4-a）．皮弁を末梢から挙上していき，近位で穿通枝を確認した後，穿通枝周囲にある少量の皮下組織を付着させたまま欠損部に移動させた（図 4-b, c）．皮弁の血流を障害しないよう，皮弁周囲は最小限の真

皮縫合にとどめた（図 4-d）．術後 7 か月が経過し，再建部ならびに皮弁採取部ともに良好な外観である（図 4-e）．

鼻翼の外側に存在する穿通枝を使用したプロペラ型皮弁においては，pivot point を鼻部の皮膚欠損部の近傍に設定することで二期的な皮弁の切り離しが不要になり，皮弁基部の捻れや変形を最小限にできるなど，少ない患者負担で整容性に優れた再建が可能になる[9]．本皮弁作成時の注意点としては，通常鼻唇溝付近では動脈と静脈が離れて走行していることから，鬱血による皮弁壊死を回避するために，穿通枝周囲では少量の皮下組織を温存して静脈還流を維持することである．

まとめ

　鼻唇溝皮弁は安定した血流を持つ顔面正中部の再建に有用な皮弁である．基本事項を述べ，症例を提示して手術手技の詳細を提示した．皮弁末梢は脂肪組織を切除することで薄くすることが可能であり，鼻部の再建に適している．皮弁採取部は鼻唇溝に一致するために瘢痕が目立ちにくいことは本皮弁の最大の利点である．LNAP flap のような穿通枝皮弁も作成可能であり，顔面の再建を行う形成外科にとって必須の皮弁である．

参考文献

1) Diffenbach, J. F. : Chirurgische Erfarungen besonderes uber die Wiederherstellung zerstorter Teil des menschichen Korpers nach neuen Methoden(2 Abt). pp27, Berlin, 1830.

2) Mclaren, L. R. : Nasolabial flap repair for alar margin defects. Br J Plast Surg. **16** : 234-238, 1963.

3) DA Silva, G. : A new method of reconstructing the columella with a nasolabial flap. Plast Reconstr Surg. **34** : 63-65, 1964.

4) 鈴木康俊, 朝戸裕貴：鼻唇溝皮弁．各種局所皮弁による顔面の再建 最近の進歩(改訂第2版)．形成外科 ADVANCE シリーズ II -6. 田原真也編著. 222-232, 克誠堂出版, 2009.

5) Cormack, G. C., Lamerty, B. G. H. : The Arterial Anatomy of Skin Flaps. p129, Churchill Livingstone, London, 1986

6) 今西宣晶：鼻唇溝皮弁の解剖(血行形態)．形成外科．**57** : 223-230. 2014.

7) Li, J. H., et al. : Subcutaneous island pedicle flap : variations and versatility for facial reconstruction. Ann Plast Surg. **57** : 255-259, 2006.

8) Karsidag, S., et al. : Single-stage ala nasi reconstruction : lateral nasal artery perforator flap. J Craniofac Surg. **21** : 1887-1889, 2010.

9) Abe, Y., et al. : Lateral nasal artery perforator flap for nasal reconstruction : clinical applications and risk factors associated with nasal deformities. Ann Plast Surg. **88** : 173-179, 2022.

10) 久徳茂雄, 上田晃一：鼻唇溝皮弁による口腔内の再建. 形成外科．**57** : 261-267, 2014.

11) Ohtsuka, H., et al. : Clinical experience with nasolabial flaps. Ann Plast Surg. **6** : 207-212, 1981.

12) Spear, S. L., et al. : A new twist to the nasolabial flap for reconstruction of lateral alar defects. Plast Reconstr Surg. **79** : 915-920, 1987.

13) Georgiade, N. G., et al. : the nasolabial tunnel flap. Plast Reconstr Surg. **43** : 463-466, 1969.

PEPARS　No.184：63-71，2022

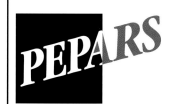

◆特集／局所皮弁デザイン―達人の思慮の技―

眼瞼の各種交叉皮弁と応用

栁澤大輔*1　杠　俊介*2

Key Words：眼瞼再建(eyelid reconstruction)，交叉皮弁(switch flap)，眼瞼動脈(eyelid artery)，軟骨移植(cartilage graft)，頬部回転皮弁(cheek rotation flap)

Abstract　　悪性腫瘍の切除などによる上眼瞼の全層欠損では，前葉を皮膚で，後葉を粘膜で再建する必要がある．当科では眼瞼の再建は眼瞼を材料にするのが最もよいという考えから，上眼瞼の全層欠損に対して Mustardé の交叉皮弁を用いている．これにより生じる下眼瞼の欠損に対しては，前葉は頬部回転皮弁を用い，後葉は耳介軟骨移植を用いて再建している．この方法は腫瘍切除から段階的に進めていき，開瞼できない時期があるため，他の手術以上に患者による術式の全体像についての理解が必要である．本稿では当科における上眼瞼欠損に対する治療の全体像について触れながら，手術手技についても写真を提示しながら詳述する．

はじめに

　顔面の各部位のうち，眼瞼，鼻，口には表面は皮膚で裏面は粘膜であるという共通点がある．表面だけの欠損であれば，局所皮弁で再建できることが多いが，全層欠損となると局所皮弁のみでの対応は難しく，粘膜移植や軟骨移植などの方法を組み合わせて手術が行われてきた[1)~3)]．特に，眼瞼は視力と密接に関わっており，眼球と接触する部位が少しでも皮膚で再建されてしまうと違和感，痛みだけでなく，眼球表面に傷がつき視力低下が起きてしまう．また，上眼瞼には開瞼・閉瞼という動きの役割が，下眼瞼には眼球を支持するという役割があるため，単純に表面を皮膚で，裏

側を粘膜で再建できればよいというわけでもない．当然，形態的にも自然さが求められる．

　これらのことから，眼瞼の再建は眼瞼を材料にするのが最もよいという考えが生まれ，上眼瞼を下眼瞼で，下眼瞼を上眼瞼でそれぞれ再建するという各種の交叉皮弁が考え出された[4)~9)]．一方，眼瞼欠損に対する再建には交叉皮弁以外の方法[10)11)]もあり，欠損範囲が大きい場合，遊離皮弁が使用されることもある[12)13)]．眼瞼再建の適応や全般的な考え方については今までの成書[14)~16)]に記載されているため，本稿では，当科で行っている上眼瞼の全層欠損の再建について写真を提示しながら解説し，その後各種の交叉皮弁を用いた再建方法について述べる．

解　剖

　眼瞼は解剖学的に前葉(眼瞼皮膚，眼輪筋)と後葉(眼瞼結膜，眼瞼挙筋複合体)に分けられる[17)]（図1）．眼瞼下垂症手術などの手術ではさらに細

*1 Daisuke YANAGISAWA，〒390-8621　松本市旭 3-1-1　信州大学医学部形成再建外科学教室，助教
*2 Shunsuke YUZURIHA，同，教授

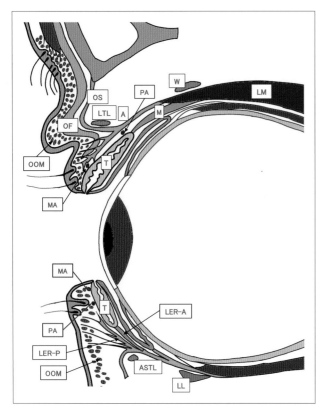

図 1.
眼瞼矢状断面
赤枠が Mustardé 法の血管茎
OF：中央結合組織
OS：眼窩隔膜
LTL：下位横走靭帯
T：瞼板
A：挙筋腱膜
M：ミュラー筋
W：Whitnall 靭帯
LM：眼瞼挙筋
OOM：眼輪筋
ASTL：前上位横走靭帯
LL：Lockwood 靭帯
LER-A：lower eyelid retractors-anterior
LER-P：lower eyelid retractors-posterior
PA：peripheral arcade
MA：marginal arcade
（文献 17 より引用改変）

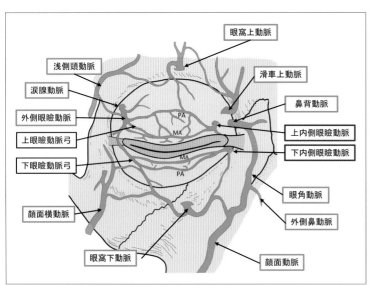

図 2.
眼瞼周囲の動脈
緑枠は内頸動脈系．水色枠は外頸動脈
系．紫枠は主に内頸動脈系だが，外頸
動脈系から起こることもある．
PA：peripheral arcade
MA：marginal arcade
（文献 18 より引用改変）

かい解剖まで気をつけて手術を行うことが多い
が，眼瞼再建の際には，後述するように前葉と後
葉の区別がつけば十分である．

　むしろ，眼瞼周囲の血管解剖が重要で，特に上
眼瞼欠損の再建を交叉皮弁で行う際には下眼瞼の
動脈走行（図 1, 2）を把握しておく必要がある．眼
瞼の動脈は外側眼瞼動脈と内側眼瞼動脈が動脈弓

を介して吻合している．外側眼瞼動脈は眼動脈由
来の涙腺動脈からの延長で，下眼瞼にも分布す
る．内側眼瞼動脈も眼動脈由来で，内側から上下
の眼瞼に分布する．上下とも動脈弓は瞼縁に近い
marginal arcade（MA）と瞼縁から遠い peripheral
arcade（PA）に分かれており，さらに細かい分枝
を出している[18]．

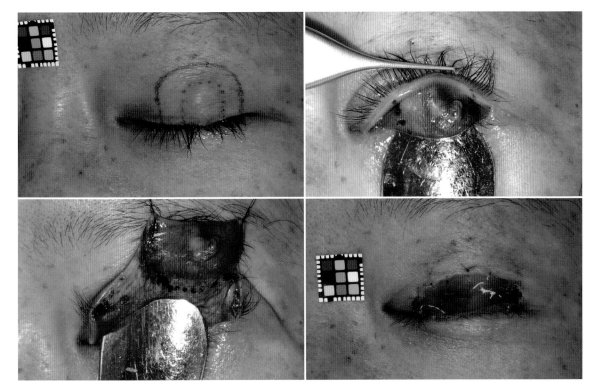

<table>
<tr><td>a</td><td>b</td></tr>
<tr><td>c</td><td>d</td></tr>
</table>

図 3. 1回目手術（腫瘍切除手術）
　a：皮膚側（左上眼瞼）．腫瘍から4〜6 mm の安全域をつけてデザインする．
　b：結膜側（左上眼瞼）．結膜側の腫瘍が大きい場合，眼瞼の翻転のみでは結膜円
　　　蓋側の観察が不十分となる．
　c：瞼縁から切開し，牽引糸を掛けて引き出し，全体像が見えるようになってか
　　　ら再度切除線をマーキングしてから切除する．
　d：眼球が乾かないように人工真皮を縫い付ける．

当科での手術方法

　当科では顔面の悪性腫瘍切除およびその再建については，基本的に腫瘍切除と同時再建はせず，永久標本で完全切除されているのを確認してから二期的に再建する方針としている．また，全身麻酔手術はできるだけ回数を減らしたいと考えているため，切り離し手術が必要な眼瞼の交叉皮弁においては Mustardé の交叉皮弁一期法を全身麻酔下で行い，腫瘍切除や皮弁切り離し手術は複雑な操作が必要ないため，局所麻酔下で行っている．半年以上経過してから修正手術を局所麻酔下に行うこともあり，初回手術前からそこまで見越した手術計画を患者に説明している．

A：1回目手術（図3）

　基底細胞癌や扁平上皮癌は皮膚から発生し，深部に浸潤すると全層切除の必要が生じるが，結膜の方の腫瘍が大きくなることはあまりない．一方，脂腺癌は結膜側に大きく発生することがあり，皮膚側からの観察のみで大きさを判断しないよう注意を要する．特に，結膜円蓋側は眼瞼を翻転しても観察が困難なことがあるため（図3-b），切除線を決める際には瞼縁側から切開していき，牽引糸で引き出して，全体像が見えるようになってから結膜円蓋側の切除線を描いて切除するのが安全である（図3-c）．病理組織学的検査に提出し，人工真皮で組織欠損部を被覆して創部に縫合する（図3-d）．この際，皮膚，結膜とも一緒に人工真皮に縫い付けるようにしている．また，炎症が起こりにくいように6-0ポリプロピレン糸を使用している．シリコン膜が下眼瞼縁や眼球結膜に当たらないようにシリコン膜を部分的に切除することがある．

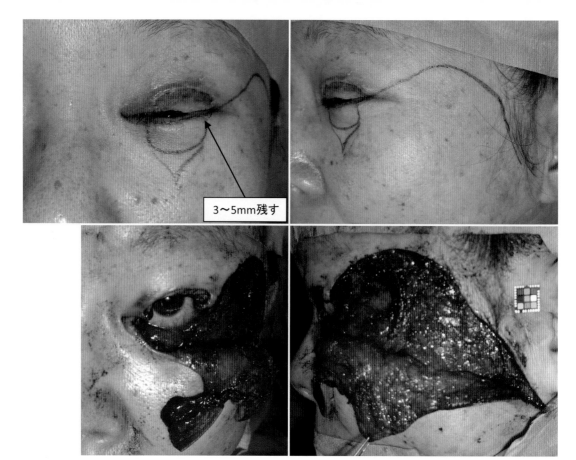

3〜5mm残す

図 4-a〜d. 2回目手術(皮弁作成手術)
a：皮弁デザイン(正面位)
b：皮弁デザイン(斜位)
c：皮弁挙上後(正面位)
d：皮弁挙上後(斜位)

a	b
c	d

B：2回目手術(1回目手術の後2〜3週間後)(図4)

まず，下眼瞼に皮弁をデザインする(図 4-a, b)．上眼瞼でも水平方向は1/4縫縮可能ということから，上眼瞼の欠損より1/4ほど小さめにデザインする．垂直方向は組織量が不足した場合，兎眼となるリスクがあり，組織量が多い分には後に修正可能であることから，欠損よりむしろ数 mm 大きめにデザインする．皮弁外側は下眼瞼動脈弓を損傷しないように気をつける．下眼瞼動脈弓は瞼縁から3 mm の所にあると言われるが，図2にあるように PA(peripheral arcade)も考慮すると5 mm ほど皮膚を残すとより安全で，Mustardé の原法では6 mm 必要と記されている[9]．ただ，皮膚を残しすぎると上眼瞼への移動に制限が生じる

ので，皮膚の残し具合は3〜5 mm の間で調節する．これより外側は外眼角部から頬部回転皮弁のデザインをする．下眼瞼の下垂を予防する目的で，頭側外側に向かって弧を描くようにデザインする．耳前部の有毛部を横切ったデザインにするか，生え際に沿ってデザインするかは意見の分かれるところであるが，当科ではできるだけ有毛部を横切らないデザインにしている．しかし，もみあげ部は個人差が大きく，回転皮弁が小さくなってしまう場合は有毛部を横切ることもある．

皮弁挙上は下眼瞼の内側縁から行う．皮膚はメスで切開するが，それより深部から結膜では剪刀で一気に切開する．下眼瞼の切開が終わったら，頬部回転皮弁のデザインに沿ってメスで皮膚切開する．皮下の剝離は外眼角部近傍は眼輪筋下で剝

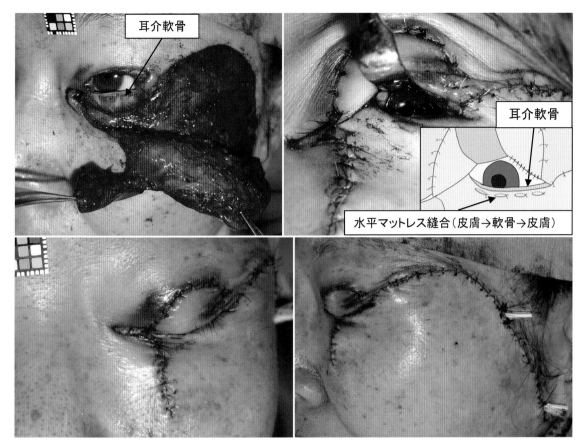

図 4-e〜h. 2回目手術（皮弁作成手術）
e：耳介軟骨縫合後
f：耳介軟骨を 1 mm はみ出させて皮弁を水平マットレスで固定
g：皮弁縫い付け後（正面位）
h：皮弁縫い付け後（斜位）

離する．外側に進むに従い，頬部の皮下脂肪が
はっきり観察されるようになる．顔面神経側頭枝
を損傷しないためには解剖学的には SMAS
（superficial musculoaponeurotic system）直上を
剥離すればよいはずであるが，神経の近くを剥離
すると電気メスなどによる止血操作により顔面神
経損傷のリスクがあるため，実際には粒が 1〜2
mm ほどの小さな皮下脂肪と比較的大きな皮下脂
肪の間を剥離するのが安全である（図 4-c，d）．

　皮弁挙上が終わったら，余裕を持って下眼瞼の
皮弁が上眼瞼の欠損部を被覆でき，かつ，頬部皮
弁が下眼瞼欠損内側まで移動できるのを確認す
る．皮弁の可動性が不十分であれば頬部回転皮弁
の切開線をさらに尾側に延長して剥離を追加する．

　ここで，下眼瞼の後葉の再建のために，耳介軟

骨移植を行う（図 4-e）．耳甲介舟から軟骨の腹側
面の軟骨膜を付けて軟骨を採取する．軟骨膜付き
の面が結膜側になるよう配置し，7-0 吸収糸で結
膜と縫合する．そして，頬部回転皮弁を前進させ，
下眼瞼を再建するが，この時，軟骨が皮弁より 1
mm 頭側にはみ出るように 7-0 吸収糸で固定する
（図 4-f）．これは皮膚側からの表皮化した角化細
胞が眼球に接しないようにするためである．

　下眼瞼皮弁を上眼瞼欠損部に縫合する際は，可
能であれば結膜同士，腱膜同士，皮膚同士の 3 層
縫合をしたいところではあるが，必ずしも固定で
きるとは限らず，現実的には結膜同士と皮膚同士
の 2 層縫合になることも多い．結膜縫合は 7-0 あ
るいは 8-0 吸収糸で結び目が眼球側に形成されな
いよう縫合する．最後に頬部の皮膚縫合を行う．

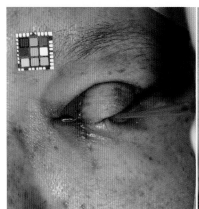
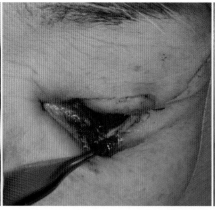
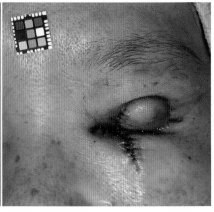

図 5. 3回目手術（皮弁切り離し手術） a｜b｜c

a：手術直前

b：皮弁切り離し時（2回目手術の2週間後）には，移植軟骨上の粘膜化
　がほとんど完了している（他症例）．

c：手術直後

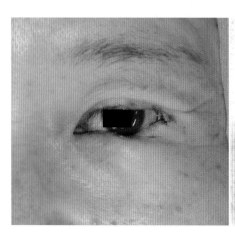
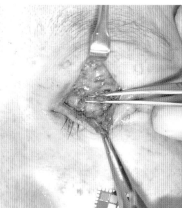
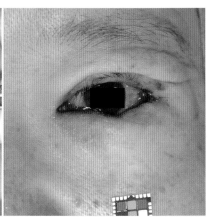

図 6. 4回目手術（修正手術） a｜b｜c

a：術前デザイン（外眼角部の横方向切開のデザイン）

b：移植した皮弁が重瞼線近傍で余剰となっていた．後葉の余剰分を鑷子
　で把持してその分を切除した．

c：手術直後

C：3回目手術（2回目手術から約2週間後）（図
　5）

　皮弁を切り離して，上眼瞼，下眼瞼それぞれの
瞼縁を整えて縫合する．この時点で下眼瞼結膜側
に移植した耳甲介軟骨上には粘膜化がほぼ完了し
ているのが観察される．

**D：4回目手術（3回目手術の後半年以上経って
　からの修正術）**（図6）

　修正術は皮弁の縦の長さを短くすることと，外
眼角部の癒着を解放することが多い．その他患者
から希望があればその部位も修正する．

症　例（図7）：74歳，女性

＜現病歴＞

　右上眼瞼の霰粒腫として近医眼科に3年間通院
していた．3か月くらい前から痛みが出現し，当
院皮膚科経由で当科を受診した．生検にて脂腺癌
と診断された．局所麻酔下に腫瘍切除を行い，そ
の3週間後にMustardé法一期法による再建手術
を行った．その2週間後に皮弁切り離し手術を
行った．術後6か月で外眼角部の癒着による瞼裂
横径の狭小が見られ，修正手術を勧めたが，目立
たないため修正を希望されなかった．

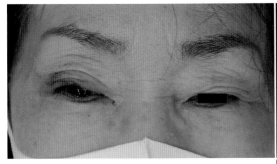
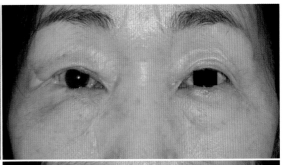
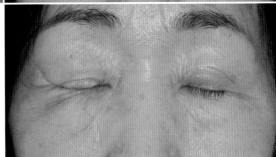

a | b
c
d

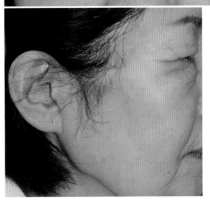

図 7.
代表症例
　a：生検直前
　b：術後6か月．開瞼時．開瞼に制限なし．瘢痕は成熟して肥厚なし．下眼瞼外反なし．外眼角部に皮膚拘縮があり，修正を勧めたが，視野の邪魔にならず，見た目もほとんどわからないため手術を希望せず．
　c：術後6か月．閉瞼時．兎眼なし．
　d：術後6か月．瘢痕は成熟し，目立たない．

考　察

　対側の眼瞼を利用して行う交叉皮弁には，古くは下眼瞼の欠損に対して上眼瞼を用いて再建したHughes法がある[4]．これは上眼瞼の欠損にも応用され，下眼瞼を用いて再建され，reverse-Hughes法と呼ばれる[5]．Reverse-Hughes法は下眼瞼縁から結膜を逆U字状に挙上して上眼瞼の欠損部後葉と縫合し，前葉は上眼瞼からの前進皮弁で被覆し，後日切断する方法である．切断後拘縮を起こして内反や睫毛乱生をきたしやすいため，後に瞼縁から2mm離して切開し，瞼板も一部つけて瞼板結膜弁として上眼瞼後葉と縫合するHughes変法も報告された[6]．また，これに似た方法でCutler-Beard法[7]がある．この方法は下眼瞼の瞼縁から4〜5mm離れた部位から逆U字状に全層で切

開し皮弁を挙上し，結膜層と皮膚筋層の2層に分割した後別々に上眼瞼の欠損部断端に縫合する．後日切断し，下眼瞼に戻し縫合する．この方法は下眼瞼縁を傷つけないため下眼瞼の変形が少なく済む一方，再建した上眼瞼に瞼板が含まれないため，拘縮，内反をきたしやすい欠点がある．これを改良したのがSmithの考案した変法[8]で，下眼瞼縁から3mm離れた部位から逆U字状に全層で切開して皮弁を挙上することで，再建された上眼瞼に一部瞼板が含まれるため，拘縮が起きにくくなる．

　ただ，これらの方法は変法であっても瞼板の残し具合が難しく，しかも皮弁切断まで1か月から2か月と閉瞼期間が長いため，現在行われることは多くないと思われる．

　一方，Mustardéの考案した交叉皮弁[9]は，下眼

瞼動脈弓を温存することでaxial patternの下眼瞼
皮弁を作成し，これを上眼瞼欠損部に移動させ，
下眼瞼は前葉を頬部回転皮弁で，後葉は鼻中隔粘
膜軟骨複合組織を移植する方法である．この方法
には上眼瞼再建時に同時に頬部回転皮弁も行い下
眼瞼再建も行う一期法と上眼瞼再建時には下眼瞼
は raw surface にしておき，二次手術の際に頬部
回転皮弁で下眼瞼を再建する二期法がある[14]．ま
た，下眼瞼の後葉には鼻中隔粘膜軟骨複合組織を
移植するのが原法であるが，口蓋粘膜，耳介軟骨
などを移植する変法もあり，当科でも耳介軟骨移
植を併用している[19]．また，上眼瞼欠損を Mus-
tardé の交叉皮弁で再建し，下眼瞼は側頭部の動
脈皮弁で再建する方法も近年報告されている[20]．
これら Mustardé 法も原法から変法まで様々な工
夫があるが，どれも一長一短あるため，施設ごと，
症例ごとに熟考して手術に臨んでいるのが現状と
思われる．

まとめ

各種の交叉皮弁とその変法について解説した．
広く行われている Mustardé の交叉皮弁は複数回
の手術が必要で，しかも途中開瞼できない状態が
数週間あるため，患者の生活に制限が生じる．最
初に治療の全体像を示し，治療の過程でも適宜説
明して患者の不安を取り除きながら安全に治療を
進めて行くことが重要で，結果だけでなく患者と
の良好な関係構築も求められる治療と言える．

参考文献

1) 小川　豊：【整容面に配慮した皮弁】眼瞼の再建.
PEPARS. **6**：16-25，2005.
2) 寺師浩人，橋川和信：外鼻の再建．形成外科
ADVANCE SERIES Ⅱ-6　各種局所皮弁による
顔面の再建　最近の進歩(改訂第2版)．田原真也
編著．pp52-65，克誠堂出版，2009.
3) 中西秀樹，瀬渡洋道：口唇の再建．形成外科
ADVANCE SERIES Ⅱ-6　各種局所皮弁による
顔面の再建　最近の進歩(改訂第2版)．田原真也
編著．pp76-85，克誠堂出版，2009.

4) Hughes, W. L.：A new method for rebuilding a
lower lid：report of a case. Arch Ophthalmol
17：1008, 1937.
Summary　悪性腫瘍の切除により欠損した下眼
瞼に対して上眼瞼を用いて再建した報告．眼瞼後
葉の再建に上眼瞼の眼瞼結膜と切開された瞼板
を用いた．
5) Rohrich, R. J., Zbar, R. I.：The evolution of the
Hughes tarsoconjunctival flap for the lower eye-
lid reconstruction. Plast Reconstr Surg. **104**(2)：
518-522, 1999.
Summary　Hughes 法の進化について概説して
いる．
6) Hughes, W. L.：Total lower lid reconstruction：
technical details. Trans Am Ophthalmol Soc.
74：321, 1976.
Summary　Hughes 自身が原法から約40年後に
発表した Hughes 変法．
7) Cutler, N. L., Beard, C.：A method for partial and
total upper lid reconstruction. Am J Ophthal-
mol. **39**：1, 1955.
Summary　上眼瞼欠損に対して下眼瞼を用いて
再建する方法．下眼瞼の動脈弓を温存するために
瞼縁から4～5mm 離して皮弁採取した．
8) Smith, B., Obear, M.：Bridge flap technique for
large upper lid defects. Plast Reconstr Surg.
38：45, 1996.
Summary　Cutler-Beard 法の欠点を補うために
下眼瞼の瞼板を含むように，瞼縁から3mm 離し
て皮弁挙上した方法．
9) Mustardé, J. C.：Eyelid reconstruction. Recon-
structive Plastic Surgery(2nd de)Vol. 2. Con-
verse, J. M., ed. pp882-891, WB Saunders, Phila-
delphia, 1977.
Summary　Mustardé が眼瞼再建の項を switch
flap を含め解説している．
10) Miyamoto, J., et al.：Full-thickness reconstruc-
tion of the eyelid with rotation flap based on
orbicularis oculi muscle and palatal mucosal
graft：long-term results in 12 cases. J Plast
Reconstr Aesthet Surg. **62**(11)：1389-1394, 2009.
Summary　眼瞼全層欠損に対して眼窩外側から
の回転皮弁と口蓋粘膜移植により行われた再建
症例の長期成績が報告されている．
11) Yoshitatsu, S., Shiraishi, M.：A modified method
for upper eyelid reconstruction with innervated
orbicularis oculi myocutaneous flaps and lower

lip mucosal grafts. JPRAS Open. **24**：131-139, 2021.
Summary　上眼瞼の欠損に対して前葉は上眼瞼の双茎の眼輪筋皮弁を前進させ，後葉は口唇粘膜で再建する方法を報告．下眼瞼を犠牲にしない有用な方法．

12）Kushima, H., et al.：Reconstruction of an inner layer defect of the upper eyelid with avulsion of the superior levator palpebrae muscle and orbital fat. Ann Plast Surg. **51**(3)：321-324, 2003.
Summary　上眼瞼，眼窩の広範囲欠損を遊離前腕皮弁と口蓋粘膜で再建した報告．

13）篠原　洋ほか：整容的観点からみた皮弁による眼窩部再建．頭頸部癌．**32**：253-257，2006.

14）一色信彦：アトラス眼の形成外科手術書，pp1-85，金原出版，1988.

15）多久嶋亮彦，波利井清紀：眼瞼の再建．形成外科 ADVANCE SERIES Ⅱ-6　各種局所皮弁による顔面の再建　最近の進歩(改訂第2版)．田原真也編著．pp44-51，克誠堂出版，2009.

16）Spinelli, H. M., Jelks, G. W.：Periocular reconstruction；a systemic approach. Plast Reconstr Surg. **91**：1017-1024, 1993.
Summary　眼瞼および周囲組織を5つにゾーン分けし，それぞれでの再建方法について報告している．

17）杠　俊介：【眼瞼の退行性疾患に対する眼形成外科手術】上眼瞼の退行性(加齢性)疾患　眼瞼下垂症　眼窩隔膜を利用した眼瞼下垂症手術(解説/特集)．PEPARS. **51**：33-41，2011.

18）Erdogmus, S., Govsa, F.：The arterial anatomy of the eyelid：importance for reconstructive and aesthetic surgery. J Plast Reconstr Aesthet Surg. **60**(3)：231-235, 2007.
Summary　眼瞼再建のために，眼瞼の動脈の分布について解剖学的に詳細に記されている．

19）Matsuo, K., et al.：Lower eyelid reconstruction with a conchal cartilage graft. Plast Reconstr Surg. **80**(4)：542-552, 1987.
Summary　耳介軟骨を下眼瞼後葉再建に使用した最初の論文．

20）Yamashita, K., et al.：Full-thickness total upper eyelid reconstruction with a lid switch flap and a reverse superficial temporal artery flap. J Plast Reconstr Aesthet Surg. **73**(7)：1312-1317, 2020.
Summary　上眼瞼欠損に対して上眼瞼は Mustardé の交叉皮弁で再建し，下眼瞼は逆行性側頭動脈皮弁で再建する方法を報告した．

好評

図解 こどもの あざと できもの

診断力を身につける

編集 順天堂大学浦安病院形成外科 林 礼人
赤坂虎の門クリニック皮膚科 大原國章

2020年8月発行 B5判 138頁 定価6,160円（本体5,600円＋税）

臨床写真から検索できるアトラス疾患別目次付き!!

"こども"の診療に携わる
すべての方に送る!

皮膚腫瘍外科をリードしてきた編者が
経験してきた64疾患520枚臨床写真と
できもの（腫瘍）とあざ（母斑）の知識を
ぎゅっと凝縮しました!!

CONTENTS

Ⅰ. できもの（腫瘍）

A 皮膚皮下／軟部腫瘍
毛母腫（石灰化上皮腫）
皮様嚢腫
外傷性表皮嚢腫
脂肪腫
汗管腫
毛包上皮腫／毛包腫
平滑筋母斑（平滑筋過誤腫）
副耳
耳前瘻孔
副乳
傍外尿道口嚢胞
皮膚線維腫
動脈瘤性線維性組織球腫
指線維腫症
結節性筋膜炎
乳児線維性過誤腫
肥満細胞症
肥満細胞腫
若年性黄色肉芽腫
表皮下石灰化結節
仙尾部胼胝様皮疹
腱鞘巨細胞腫

B 脈管系腫瘍／脈管奇形
乳児血管腫
先天性血管腫
房状血管腫
カポジ肉腫様血管内皮細胞腫
静脈奇形
リンパ管奇形
動静脈奇形
血管拡張性肉芽腫症

C 神経系腫瘍
神経線維腫症Ⅰ型
　―レックリングハウゼン病―
神経鞘腫
二分脊椎

D 骨性腫瘍
爪甲下外骨腫
骨軟骨腫

E 悪性腫瘍
隆起性皮膚線維肉腫
巨細胞性線維芽細胞腫
横紋筋肉腫

Ⅱ. あざ（母斑）

F 赤あざ
毛細血管奇形（単純性血管腫）
サーモンパッチ
くも状血管腫
クリッペル・トレノネー症候群
先天性血管拡張性大理石様皮斑
色素血管母斑症
被角血管腫

G 黒あざ
母斑細胞性母斑
分離母斑

爪甲色素線条
巨大色素性母斑
サットン母斑
スピッツ母斑

H 青あざ
太田母斑
伊藤母斑
蒙古斑
異所性蒙古斑
青色母斑

I 茶あざ
扁平母斑
表皮母斑

J 白あざ
脱色素性母斑／まだら症（ぶち症）
伊藤白斑
尋常性白斑

K 黄あざ
脂腺母斑

弊社紹介ページはこちら

全日本病院出版会 〒113-0033 東京都文京区本郷3-16-4 Tel：03-5689-5989
www.zenniti.com Fax：03-5689-8030

PEPARS　No.184：73-82，2022

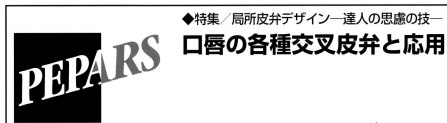

◆特集／局所皮弁デザイン―達人の思慮の技―

口唇の各種交叉皮弁と応用

三川信之[*1]　緒方英之[*2]　窪田吉孝[*3]

Key Words：口唇交叉皮弁(cross lip flap)，Abbe 皮弁(Abbe flap)，Estlander 皮弁(Estlander flap)，口唇再建(lip reconstruction)，分層口唇交叉皮弁(partial-thickness cross lip flap)

Abstract　　口唇は赤唇皮膚(dry vermillion)，赤唇粘膜(wet vermillion)，白唇皮膚が立体的に構成されており，特に赤唇は他部位にはない独特の組織である．口唇の再建においては口輪筋の機能を温存することに加え，整容面への配慮も極めて重要である．よって欠損部の再建は口唇組織そのものを用いることが望ましい．口唇交叉皮弁は顔面動脈の分枝である上口唇動脈，または下口唇動脈を茎とする皮弁で，腫瘍や外傷による組織欠損，唇裂術後の変形などによる上口唇や下口唇の中等度の全層欠損に対して最も適した皮弁である．今回本皮弁について，血管解剖に基づき，典型的な皮弁のデザイン，手術手技などを解説した．一方，現在までにデザインのアレンジや手技の工夫など様々な変法が報告されており，分層口唇交叉皮弁を中心に多様な変法に関しても言及した．

はじめに

　口唇交叉皮弁の歴史は古く，1872 年に Estlander が口角で口唇を反転する術式を報告し[1)]，1898 年 Abbe は唇裂の結果としての上口唇の tight lip に対し，下口唇中央部から三角弁を挙上して反転移植する方法を発表した[2)]．その後 Abbe 法は cross lip flap，lip switch operation として唇裂二次修正のみならず腫瘍や外傷など広く上・下口唇の再建に用いられている．

　口唇は表情や構音，飲食などの機能に加えて審美面にも非常に重要な構造を成している．組織学的には皮膚，筋層，粘膜から成っており，特に赤唇は他にはない独特な組織である．したがって口唇の組織欠損は口唇自体の組織で補うのが望ましい．

　顔面動脈の分枝である上口唇動脈，または下口唇動脈を含む口唇交叉皮弁は上口唇や下口唇の中等度の全層欠損に対し，最も有用な皮弁である．代表的なものには上口唇外側部を下口唇欠損部へ回転移植する Estlander 皮弁，下口唇正中の皮弁で上口唇を再建する Abbe 皮弁があるが，現在までに数多くの変法が報告されている．今回，口唇交叉皮弁についてそのデザイン，皮弁の挙上と移動，術後ケアなどの配慮点やコツを概説するとともに，分層口唇交叉皮弁を中心に種々多様な変法に関しても触れたい．

口唇の解剖

　口唇は上口唇と下口唇に分けられ，交叉する口裂の両端が口角である．上口唇の正中には鼻下部より口裂に向かって縦走するやや幅の広い溝が人

＊1　Nobuyuki MITSUKAWA，〒260-8670　千葉市中央区亥鼻 1-8-1　千葉大学大学院医学研究院形成外科学，教授
＊2　Hideyuki OGATA，同大学医学部附属病院形成・美容外科，助教
＊3　Yoshitaka KUBOTA，同大学大学院医学研究院形成外科学，准教授

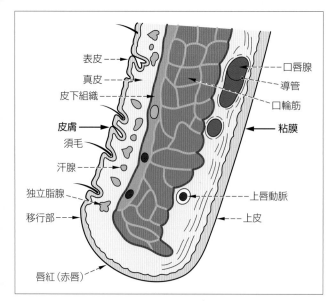

図 1. 上口唇の矢状断

図中の説明:
表皮／真皮／皮下組織／**皮膚**／須毛／汗腺／独立脂腺／移行部／唇紅(赤唇)／口唇腺／導管／口輪筋／**粘膜**／上唇動脈／上皮

中である．上口唇，下口唇ともに白唇部と赤唇部から構成され，人中下端の直下における赤唇部はやや膨らみ，上唇結節と呼ばれる．また，白唇部と赤唇部の境界線は白く隆起しており white roll と呼ばれる．赤唇部には dry vermillion と wet vermillion があり，これが皮膚と粘膜の境目である．口唇は外側より皮膚，筋肉(口輪筋)，粘膜の3層構造からなる(図1)．

口唇に付着する筋肉は11種類あり，上・下唇皮下を走行する口輪筋の外側には表層から上唇鼻翼挙筋，上唇挙筋，小頬骨筋，大頬骨筋，笑筋，口角下制筋がある．さらに深層では下唇下制筋，口角挙筋，オトガイ筋，頬筋があり，層構造をなしてお互いに連動しながら複雑な口唇の動きに関与している(図2)．いずれも顔面神経支配である．

口唇を主に栄養する血管は顔面動脈の分枝である上口唇動脈と下口唇動脈である．前者は口角の上方で起こり，口輪筋に被われて上唇に入る．後者は口角下方で起こり，口角下制筋，口唇下制筋に被われて下唇に入る．それぞれ前進して正中付近で反対側の動脈と吻合して動脈網を作り，口唇の皮膚，粘膜，口輪筋，口唇腺に分泌する．上・下口唇動脈と顔面動脈本幹は全体として，口裂を取り巻く動脈輪を表層に形成する．口唇動脈は dry vermillion と wet vermillion の境界付近の皮

下を口輪筋より浅い層で走行し，1 mm 弱の径を持つ(図1，3)．正中付近では10〜20％の症例で口輪筋内を走行している[3]が，口輪筋と皮膚の間に存在することはない．下口唇動脈の解剖については過去に多くの研究がなされている．Schulte は下口唇動脈の走行は，下口唇上端より 15 mm 下方にあると報告している[3]．また Edizer らは，下口唇動脈は口角より平均 23.9 mm のところで顔面動脈から分かれ平均 52.3 mm の長さであるが，連続性がない場合もあると述べている．また sublabial artery が71％に見られ，さらには片側および両側性でその分枝パターンが異なるとも報告している[4]．静脈は動脈の周囲に数本存在するが，動脈に比べて極めて微小である．皮弁の血管茎としては動脈よりも歯槽寄りに存在する比較的太い伴走静脈を含めた方が安全である．

なお，日本人の口裂幅は成人男子で平均 50.9 mm，成人女子で 44.6 mm である[5]．

口唇交叉皮弁の適応

一般に口唇の欠損が上口唇なら両口角間の約1/4，下口唇なら約1/3までなら一次縫合可能だが，それを超えると切除幅や部位に合わせて皮弁による再建術が必要となってくる．上口唇組織には人中やキューピット弓のような特徴的構造があるため，全層欠損の場合は縫縮可能な範囲が狭く，下口唇からの口唇交叉皮弁の適応となることが多い．上口唇では口角寄りの 10 mm 以下なら縫縮を選択するが，それを超える場合や中央部付近の欠損では，口唇交叉皮弁の使用を考慮する．下口唇では一般に口唇の 50〜90％くらいまでの全層欠損に口唇交叉皮弁が対象となり得るが[6]，50％を超えると小口症を引き起こしやすいため，口周囲の局所皮弁を併用したり，二期的に口角形成を追加する．

一方，唇裂の場合は通常成長終了後の最終的な修正術として行われる．上唇の組織不足のために上唇が薄くその位置が下唇と比較し後退している症例，鼻唇角が鈍角となり鼻柱から鼻尖部に変形

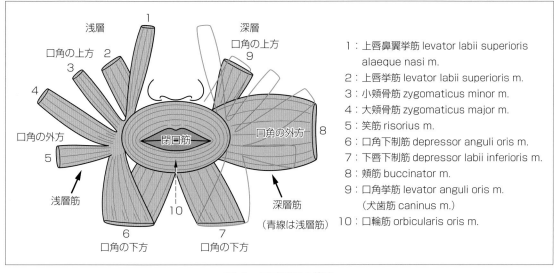

図 2. 口唇周囲の筋肉

1：上唇鼻翼挙筋 levator labii superioris alaeque nasi m.
2：上唇挙筋 levator labii superioris m.
3：小頬骨筋 zygomaticus minor m.
4：大頬骨筋 zygomaticus major m.
5：笑筋 risorius m.
6：口角下制筋 depressor anguli oris m.
7：下唇下制筋 depressor labii inferioris m.
8：頬筋 buccinator m.
9：口角挙筋 levator anguli oris m.
　（犬歯筋 caninus m.）
10：口輪筋 orbicularis oris m.

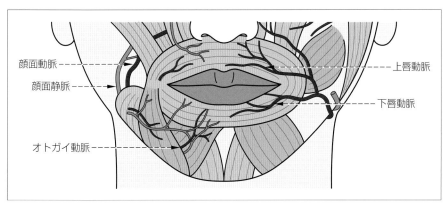

図 3. 口唇部の血管解剖

を認める症例，whistle deformity と呼ばれる上唇中央部に陥凹変形を認める症例，人中に形態不全のある症例などが適応となる．いずれの場合も下口唇が突出し，上・下口唇の不均衡が著しいことが絶対的適応となる．

手術手技

基本的に皮弁移植は全身麻酔下，皮弁切離は局所麻酔下に施行する．経口挿管では挿管後，本来の位置の確認が困難なため，症例によっては経鼻挿管も考慮する．

1．デザイン

上口唇再建と下口唇再建，腫瘍の切除後・外傷による欠損への使用と唇裂術後変形への使用，それぞれに若干の差異があるため，項目を分けて記

載する．

A．上口唇再建
1）腫瘍の切除後・外傷による欠損への使用
（図 4）

皮弁のデザインは生じた欠損部の大きさとその周囲，ドナー部位の状況を鑑みて行う．患者の年齢などによって軟部組織の伸展性に個人差があるからである．欠損幅の1/2の幅の下口唇皮弁をデザインすれば上下口唇が同じ幅を持つことになる．しかし，前述の如く，上口唇には人中やキューピット弓が存在するため，それらの構造の維持や左右の対称性を重視すべきである．欠損が人中の外側にある場合，人中や鼻翼の偏位を少なくすることを念頭に，欠損幅の1/2より大き目の下口唇皮弁をデザインする．欠損が上口唇の中央

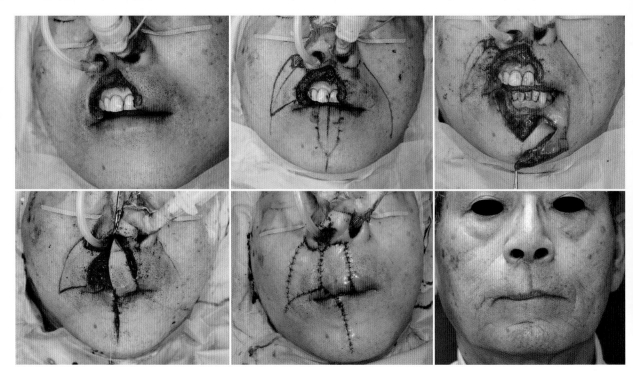

図 4. 57歳, 男性. 上口唇右側の基底細胞癌

a : 上口唇約 3/5 の欠損
b : 下口唇中央に Abbe flap をデザイン. 右 nasolabial orbicularis oris myocutaneous flap を併用
c : Abbe flap を無理なく反転できるまで粘膜下の筋層を剝離・切開
d : Abbe flap を 180° 反転
e : 術直後
f : 術後 3 年. Abbe flap の drooping と trap door 変形, 人中の形態不全が認められるが, 概ね
　　良好な結果である. 本人の希望により修正術は行っていない.

a	b	c
d	e	f

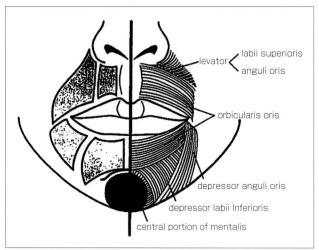

図 5. 口唇の miniunit
（文献 9 より引用一部改変）

にある場合, 人中の形態を重視するが, 整容的に大きな支障をきたさない程度なら人中の幅がやや狭めであっても問題はない[7]. 審美性を考慮し, 欠損を aesthetic unit に沿って拡大するのも一法である（図5）[8)9]. ドナー部位については, 対称性を保ち変形を少なくするため, 基本的には下口唇正中部とする. しかし, 正中から外れた部位から皮弁を採取しても非対称や瘢痕は目立たないとする見解も多い[7]. また下口唇外側より皮弁を反転させる Abbe-Estlander 法は腫瘍の切除後の再建に頻用されている. 左右どちらを茎にするかは皮弁が緊張なく縫着でき, かつ術後に口が大きく開く側（食事を摂取する側）に粘膜上皮側がくるようデザインする[7].

2）唇裂術後変形への使用（図6）

下口唇正中部をドナーとする Abbe 法が代表的

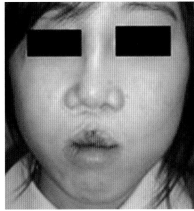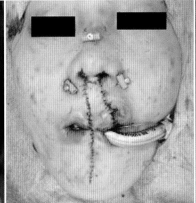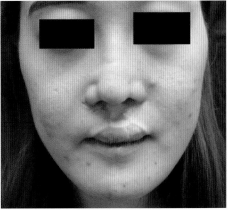

a|b|c　　　　**図 6**．16 歳，両側唇顎口蓋裂の術後口唇変形（隆鼻後）
　　　a：術前．上口唇の tight lip と人中の形態不全が認められる．
　　　b：術直後．Abbe flap による上口唇の人中形成
　　　c：術後 3 年．良好な上口唇形態が得られ，上・下口唇の不均衡にも著明な改善が認められる．

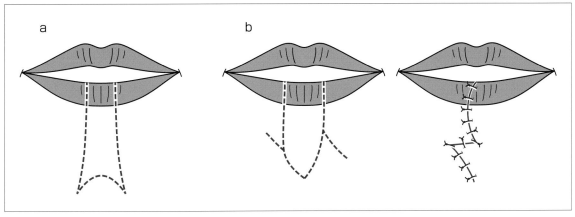

図 7．ドナーのデザインの工夫
a：皮弁先端の形状．Dog ear が生じぬよう先端を W 字状とする工夫
b：皮弁採取部の Z 形成術オトガイ唇溝形成のために Z 形成を施行

術式である．経口挿管の場合は左右どちらかの口角固定とする．あらかじめ上唇形成術のデザインおよび下唇に作成する皮弁のデザインを行っておく．局所麻酔での皮弁移植も可能であるが，この際も挿管前にデザインを行う．上唇の皮膚欠損や増量する皮膚に合わせて皮弁をデザインする．上口唇の移植床のデザインは上端を鼻柱基部に沿って延長し，欠損を人中の形態に近づける．皮弁の幅は上口唇の組織不足の程度にもよるが，正常人中の幅の 7〜8 mm とする．人中再建を目的とする場合は，上口唇の欠損部を台形となるようトリミングする．皮弁の長さは白唇全長にわたる皮膚欠損の場合にはオトガイ唇溝を越える長さで，赤

唇のボリュームの増量が目的の場合には白唇の長さを短くデザインする．白唇と赤唇の境界部分，dry vermillion と wet vermillion の境界部分には tatoo によるマーキングを施しておく．上唇の皮弁挿入部位は，両側・片側唇裂とも原則的に上唇の正中部分とする．ドナーの皮弁先端の形状は通常 V 字状とするが，皮弁が長い場合には尾側に dog ear が生じないよう先端を W 字状にするか，途中（オトガイ唇溝）に Z 形成を行う場合もある（図 7）．

　B．下口唇再建
　Estlander 法は下口唇の側方から口角にかけての全層欠損に対する上口唇外側の皮弁による代表

的再建である．上口唇に口角を含んだ三角形の皮弁をデザインする．皮弁の大きさは上・下口唇のバランスを考え，下口唇の欠損部より小さくする．

2．皮弁の挙上

術前にドップラー血流計で口唇動脈の存在と位置を確認しておけば安心である．皮弁の切開は血管茎を残さない側から行い，反対側の赤唇を全層に鋭的切離して赤唇部の口唇動静脈部分を確認し結紮・切離する．血管茎側ではまず白唇部の皮膚層および粘膜層を切開し，その後尾側より筋層に移るが，この時，反対側で確認した下唇動静脈の走行部周囲は慎重に鈍的に剝離しながら，血管茎近接部分まで切開する．赤唇部分はまず粘膜のみを切開し，皮弁が無理なく反転できるまで粘膜下の筋層を少しずつ剝離・切開する．血流安定のため，血管茎に静脈を含むなるべく多くの組織を残しておく．

3．皮弁の縫着

皮弁の捻れや緊張に注意しながら皮弁を移植床に縫合する．まず口腔側の粘膜層から縫合する．次いで予めマーキングしておいた白唇と赤唇の境界部分，dry vermillion と wet vermillion の境界部分を正確に合わせ，その後，筋層および皮膚層を縫合する．真皮縫合は必要最低限で構わない．皮弁の血流が妨げられない程度に raw surface の部分を縫合する．

4．ドナーの縫合

通常，皮弁を完全に縫着する前に行う．粘膜層，筋層および皮膚層を各層ごとに縫合する．赤唇縁や白唇部(特にオトガイ唇溝)にZ形成術を行う場合もある(図7)．

5．皮弁の切離

1回目の手術から10日前後，局所麻酔下に皮弁の切離を行う．Delay は特に必要ない．術後7日で既に血流は安定していると思われるが，移植部組織の状態などを考慮して切離の時期を決める．

なお，この時点で移植唇弁の下半部上層に切開を加えてずれている赤唇縁を合致させるが，この処置により唇弁下部にゆるみができ，dimple の形成を助ける．また唇裂術後変形の症例では，ずれた部分の唇弁に小三角形の皮膚切除を加えて縫合することにより，dimple を形成する方法もある．

6．術後管理

1回目の手術後，過度の開口を制限する．食事は軟食とし，左右どちらか開きが大きい方から摂取する．切離後は制限を解除する．2回目の手術後，最低3～4か月は創をテープで固定し，肥厚性瘢痕を予防する．

口唇交叉皮弁の利点と欠点

口唇交叉皮弁の利点と欠点は以下の通りである．

1．本法の利点

- 口唇組織そのものによる生理的な再建であり，色調，質感ともに優れている．
- 安定した血行を有する．
- 知覚の回復が期待できる．
- 男性では髭の再建も可能である．ただし，毛流が逆になるので，髭の濃い患者では目立つことがあり，注意を要する．
- 人中やキューピット弓が形成できる．
- 深い口腔前庭が形成できる．

(以下，特に唇裂術後変形への使用において)

- 上唇結節が形成できる．
- 上口唇の tight lip を解除し，下口唇との均衡が図れる．
- 上口唇(赤唇)を厚く，かつ左右対称にできる．
- 鼻柱を延長できる．

2．本法の欠点

- 二期的手術である．
- 皮弁切離まで，開口の制限と口唇の安静を要する．
- 口唇全体の組織量は増えず，時に口囲が狭小化する．
- 健常な下口唇および上口唇に瘢痕を生じてしまう．
- 大きな組織欠損に対しては，他の皮弁との併用が必要である．

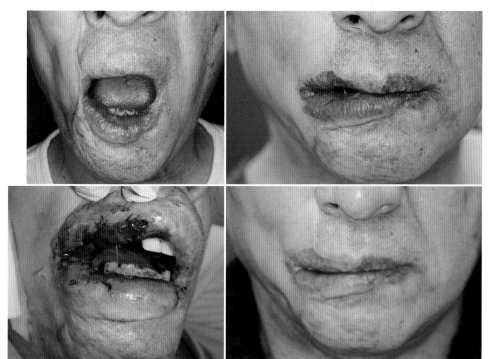

図 8. 62 歳, 男性. 熱傷後瘢痕拘縮による右口角変形, 上口唇組織欠損

a：瘢痕拘縮形成術前. 右口角に熱傷後瘢痕拘縮による小口症が認められる.
b：赤唇粘膜移植前. 頬粘膜による口角形成術により小口症は改善したが, 軽度の閉口
不全が残存した.
c：術直後. 下口唇から赤唇粘膜弁を挙上し, 上口唇の組織欠損部に移植
d：術後 1 年. 閉口不全は改善した.

口唇交叉皮弁の変法（バリエーション）

現在までに数多くの変法が報告されており, こ
こではその一部のみを紹介する.

1．交叉粘膜弁

赤唇部の組織不足や欠損を縫合閉鎖できない場
合は, 対合する健側口唇粘膜に有茎弁を作成し,
反転して欠損部に移植する. 大きなボリュームの
不要な赤唇欠損や修正に有用である（図 8）.

2．下口唇動脈を血管茎とする島状皮弁

上口唇の組織欠損に対する口唇交叉皮弁を用い
た一期的再建法である[10)~12)]. Axial な静脈が伴走
していないため, 周囲組織を多めに含ませるなど
して静脈還流障害に注意を要する.

3．分層口唇交叉皮弁（partial-thickness cross lip flap）

2001 年, Zide らは組織欠損の深さに合わせて口
輪筋上で皮弁を挙上する partial-thickness cross
lip flap を報告した[13)]. Partial-thickness cross lip
flap は典型的な Abbe flap と異なり, 皮弁内に口
輪筋を含めずに皮膚, 粘膜, 皮下組織のみの皮弁
として挙上する口唇交叉皮弁である. 前述の如
く, 下口唇動脈（inferior labial artery；以下, ILA）
は顔面動脈から分枝後, 口唇の粘膜側で口輪筋表
層を水平方向に走行し, 対側の ILA と吻合してい
る. この高さは皮膚側から見た赤唇縁の高さにほ
ぼ一致する. Horizontal labiomental artery（以
下, HLA）は顔面動脈のさらに中枢側から分枝し
口輪筋と下唇下制筋の間を水平に走行し, ILA と
同様に対側の HLA と吻合する. さらに ILA と
HLA は口唇の粘膜側, 皮膚側の皮下組織内を垂
直方向に走行する数多くの血管で交通している.
これらの交通枝は粘膜側のものを deep descend-
ing branches（以下, DDB）, 皮膚側のものを
superficial descending branches（以下, SDB）と名
付けられている（図 9）[14)]. そして DDB, SDB はそ

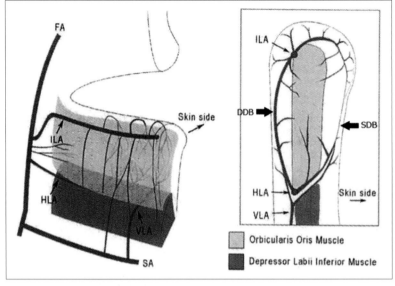

図 9.
下口唇血管解剖
　FA：facial artery
　SA：submental artery
　ILA：inferior labial artery
　HLA：horizontal labiomental artery
　DDB：deep descending branches
　SDB：superficial descending
　　　branches
（文献 14 より引用一部改変）

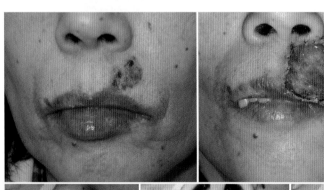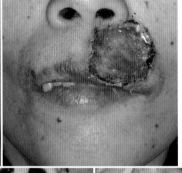

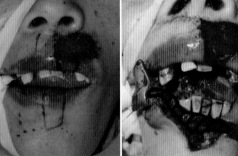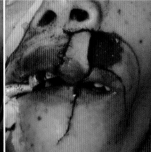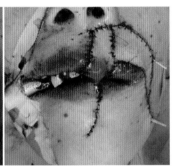

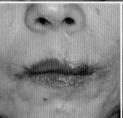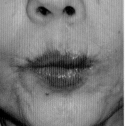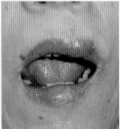

a	b		
c①	c②	c③	c④
d①	d②	d③	

図 10.
64 歳，女性．上口唇腫瘍切除後に対する partial-thickness cross lip flap と nasolabial V-Y advancement flap を併用した上口唇再建
　a：初診時現症．20 mm×15 mm の潰瘍を伴う色結節状腫瘍
　b：腫瘍切除後の欠損．皮膚は 30×20 mm，赤唇は 5×20 mm 欠損
　c：術中写真（① Partial-thickness cross lip flap のデザイン，② 皮弁挙上時（斜線：温存口輪筋），③ V-Y 皮弁のデザイン，④ 手術終了時）
　d：術後 10 か月（① 閉口時，② 口すぼめ時，③ 開口時）
（文献 15 より引用）

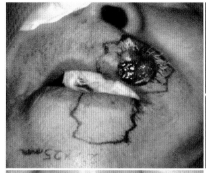
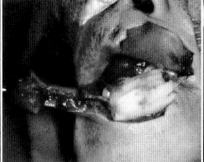
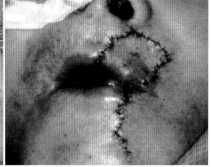
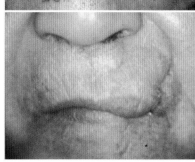

図 11.

|a|b|c|
|d| | |

82 歳，男性．上口唇左側の基底細胞癌
　　a：術中のデザイン．腫瘍辺縁より 5 mm 離して全層に切除．腫瘍
　　　　の形態に合わせて切除ライン，ドナーの下口唇皮弁とも zig-zag
　　　　にデザイン（W 形成術）
　　b：術中．下口唇皮弁を挙上
　　c：術直後
　　d：術後 1 年．皮弁の drooping が目立つが，W 形成術の効果によ
　　　　り trap door 変形はごく軽度．本人の希望により修正術は行って
　　　　いない．

れぞれ下口唇の粘膜，皮膚の栄養血管である．す
なわち，下口唇からの口唇交叉皮弁は ILA によっ
て水平方向に axial pattern であるだけではなく，
DDB，SDB によって垂直方向においても axial な
皮弁であると言える．それゆえ，口唇交叉皮弁は
信頼の置ける皮弁として多用されてきたが，
DDB，SDB は口輪筋内ではなく皮下組織内を走行
する血管であるため，口輪筋を含めずに皮弁を挙
上しても皮弁の血行に影響を与えない．よって，
partial-thickness cross lip flap の血流は全層で挙
上する口唇交叉皮弁と同様の安定性があると考え
られている．ただし，皮弁のうっ血予防のため，
口腔粘膜茎を 1.25～1.5 cm の幅で残すことが重
要である．本皮弁は口輪筋に損傷を与えずに機能
を温存できる，ドナーの瘢痕が全層挙上より目立
ちにくいなどの利点をもつ．我々は上口唇悪性腫
瘍切除後の再建に際し，partial-thickness cross lip
flap に加えて，上口唇の miniunit を考慮した naso-
labial V-Y advancement flap を併用したデザイ
ンで再建を行い，整容的，機能的に優れた結果を
得た症例を報告している（図 4，10）[15]．

4．Estlander 変法

通常の Estlander 法では下口唇の欠損が 1/2 以
上になると小口症や口角部が丸くなるなどの変形

が著明になるため，口角から離してデザインする
方法など多くの変法が報告されている．Yamau-
chi らは欠損隣接部位で皮弁縁の一端を鼻唇溝に
沿わせ，さらには上口唇全体を進展するために，
健側鼻翼まで鼻柱基部および鼻翼基部に沿った切
開線をおくデザインを報告している[16]．また佐々
木らは Abbe-Estlander 皮弁の上口唇赤唇粘膜部
分を残しつつ，皮弁を粘膜弁と皮膚弁の 2 枚に分
けて赤唇のボリュームを調節するなどの工夫を
行っている[17]．

5．Double cross lip flap

ドナーとなる上口唇の対称性を得るために 2 つ
の上口唇弁で下口唇の欠損を被う方法であ
る[18]～[21]．難波は人中温存のため，三角弁が鼻翼外
側の方向に向かうデザインの術式を報告してい
る[20]．

6．皮弁の zig-zag デザイン（図 11）

腫瘍が不整な形状を呈する場合，我々は切除辺
縁を zig-zag にデザインする工夫を行っている．
欠損部の形態に合わせてドナーの皮弁辺縁も zig-
zag とすることにより，W 形成術の効果が得られ
る．

7．下口唇 fleur-de-lis flap

フランス王家の白ゆりの紋章として知られるデ

ザインで，唇裂の術後変形において赤唇全体が薄い症例や上口唇中央部の組織が低形成な症例に適応がある．通常の Abbe 皮弁の両側に上口唇全体の増量のための粘膜弁を付加する[22)23)]．

8．口唇交叉皮弁による上口唇鼻橋形成術

下口唇皮弁により上口唇と鼻柱を同時に形成する術式[24)]だが，オトガイ唇溝より下の皮弁はあまり長くならないよう留意が必要である．

9．その他

その他，腫瘍切除後の欠損および唇裂の術後変形に対する種々の改良型が多数報告されている．詳細はそれぞれの専門書や論文を参照されたい．

まとめ

Abbe 皮弁など古典的な口唇交叉皮弁について，上下口唇の血管解剖に基づき，手術の際に留意すべき事項を解説するとともに，その応用や変法に関しても言及した．

参考文献

1) Estlander, J. A. : Eine Methode, aus der einen Lippe Substanzverluste der anderen zu ersetzen. Arch Klin Chir. **14**：622-631, 1872.

2) Abbe, R. : A new plastic operation for relief of deformity due to double harelip. Med Rec Ann. **53**：477, 1898.

3) Schulte, D. L., et al. : The anatomical basis of the Abbe flap. Laryngoscope. **111**：382-386, 2001.

4) Edizer, M., et al. : Arterial anatomy of the lower lip：a cadaveric study. Plast Reconstr Surg. **111**：2176-2181, 2003.

5) 鬼塚卓也：形成外科手術書（改訂第5版）実際編2. p6, 南江堂，2018.

6) 去川俊二ほか：【口唇部周囲の組織欠損】下口唇再建　局所皮弁による下口唇の再建(1). PEPARS. **49**：32-38, 2011.

7) 岡崎　睦ほか：【口唇部周囲の組織欠損】上口唇再建　局所皮弁による上口唇再建(1)―Cross lip flap をアレンジした上口唇欠損の修復―. PEPARS. **49**：9-15, 2011.

8) Millard, D. R. Jr. : Aesthetic aspect of reconstructive surgery. Ann Plast Surg. **1**：533-541, 1978.

9) Iwahira, Y., et al. : A miniunit approach to lip reconstruction. Plast Reconstr Surg. **93**：1282-1285, 1994.

10) Ohtsuka, H. : One-stage lip-switch operation. Plast Reconstr Surg. **76**：613-615, 1985.

11) Hu, H., et al. : One-stage inferior labial flap and its pertinent anatomic study. Plast Reconstr Surg. **91**：618-623, 1993.

12) Oki, K., et al. : The inferior labial artery island flap. J Plast Reconstr Aesthet Surg. **62**：e294-e297, 2009.

13) Zide, M. F., et al. : The partial-thickness cross-lip flap for correction of postoncologic surgical defects. J Oral Maxillofac Surg. **59**：1147-1153, 2001.

14) Kawai, K., et al. : Arterial anatomy of the lower lip. Scand J Plast Reconstr Surg. **38**：135-139, 2004.

15) 緒方英之ほか：Partial-thickness cross-lip flap と nasolabial V-Y advancement flap を併用した上口唇再建の1例．日頭頸顔外科会誌．**32**：240-245，2016.

16) Yamauchi, M., et al. : Estlander flap combined with an extended upper lip flap technique for large defects of lower lip with oral commissure. J Plast Reconstr Aesthet Surg. **62**：997-1003, 2009.

17) 佐々木真喜子ほか：口角をまたぐ Abbe-Estlander flap における一期的口角形成の工夫．頭頸部癌．**37**：429-432，2011.

18) Bowers, D. G. : Double cross-lip flaps for lower lip reconstruction. Plast Reconstr Surg. **47**：209-214, 1971.

19) Kazanjian, V. H., et al. : The treatment of lip deformities resulting from electric burns. Am J Surg. **88**：884-890, 1954.

20) 難波雄哉ほか：2つの上口唇弁による下口唇大欠損の再建法．形成外科．**19**：549-553，1976.

21) 吉田哲憲ほか：下口唇癌切除後の double cross lip flaps 法を用いた再建術．日形会誌．**7**：37-47，1987.

22) Millard, D. R. Jr. : A lip fleur-de-lis flap. Plast Reconstr Surg. **34**：34-36, 1964.

23) 内田　満ほか：下口唇 flur-de-lis flap による上口唇の再建．形成外科．**38**：737-742，1995.

24) 鬼塚卓也ほか：Cross lip flap による上口唇鼻柱形成術．形成外科．**14**：373-376，1971.

形成外科領域雑誌　ペパーズ

PEPARS

No.159
2020年増大号

外科系医師必読！
形成外科基本手技30
―外科系医師と専門医を目指す形成外科医師のために―

編集／大阪医科大学教授　上田晃一

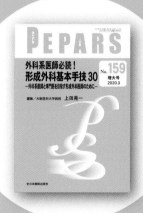

PEPARSのあの大ヒット特集が帰ってきました！
内容が**3倍**になって大幅ボリュームUP！
形成外科手技の**A to Z**を網羅した大充実の1冊です。

2020年3月発行　B5判　286頁
定価5,720円（本体5,200円＋税）

■目　次■

● 創縫合法
　―きれいな縫合創を得るために―
● ケロイド・肥厚性瘢痕の保存的治療
　とステロイド局所注射
● ケロイド・肥厚性瘢痕に対する
　外科的治療と術後放射線治療
● 顔面の局所皮弁
● 顔面の遊離植皮術
● 顔面の悪性腫瘍の切除および再建術
● 熱傷の局所療法と植皮術
● 顔面骨骨折の骨固定法
● 頭蓋骨・顔面骨の骨延長術
● 自家骨移植の採取法と移植法
● 軟骨の採取法と移植術
● 人工骨を用いた頭蓋顔面の再建

● 組織拡張器を用いた皮膚再建術
● 難治性創傷に対する陰圧閉鎖療法
● 褥瘡の保存的治療と外科的治療
　―チーム医療と近年の保存的治療の
　　トピックを交えて―
● 重症下肢虚血における足部切断術
● 眼瞼手術の局所麻酔のコツ
● 顔面への脂肪注入法
● 顔面への真皮脂肪移植
● 植毛術
● 初心者のためのマイクロサージャリー
● 末梢神経縫合，自家神経移植，神経移
　行術，神経再生誘導術の基礎と現状
● リンパ管静脈吻合
● 前腕皮弁

● 肩甲皮弁・肩甲骨皮弁
● 広背筋皮弁
● 腹直筋皮弁・下腹壁動脈穿通枝皮弁
● 鼠径皮弁とSCIP皮弁
● 前外側大腿皮弁
● 腓骨弁・腓骨皮弁

さらに詳しい情報と
各論文のキーポイントは
こちら！

全日本病院出版会
www.zenniti.com
〒113-0033　東京都文京区本郷 3-16-4　Tel：03-5689-5989
Fax：03-5689-8030

PEPARS No.184：84-90, 2022

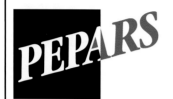

◆特集／局所皮弁デザイン─達人の思慮の技─

頭皮の再建における各種局所皮弁とその応用

真田武彦*[1]　今井啓道*[2]

Key Words：頭皮再建(scalp reconstruction)，局所皮弁(local flap)，菱形皮弁(rhomboid flap)，Rhomboid to W法 (rhomboid to W technique)，組織拡張(tissue expansion)

Abstract　頭皮の再建に用いられる各種の局所皮弁について解説した．

頭皮は伸展性に乏しく硬い頭蓋を覆っているため，比較的小さな欠損であっても直接縫合により閉鎖できずに局所皮弁が選択される機会も少なくない．このような場合には菱形皮弁やその応用，回転皮弁が用いられる．

また，頭部では区域皮弁や有茎の遠隔皮弁が用いにくいため，中等度以上の欠損に対しては植皮を併用しながら局所皮弁が用いられる場合があり，横転皮弁などが用いられる．

大きな欠損に対しては，組織拡張法の併用，遊離皮弁などの利用を検討しなければならない．

はじめに

毛髪を有する頭皮の再建に，近隣の頭皮を用いることは整容を考えるうえで最も好ましいと考えられる．一方，頭皮は伸展性に乏しく硬い頭蓋を覆っているため，そこに生じた欠損を直接縫合により閉鎖できず局所皮弁が選択される機会も少なくない．

また，頭部では区域皮弁や有茎の遠隔皮弁が用いにくいため，大きな欠損に対しては植皮を併用しながら局所皮弁が用いられる場合もある．

本稿では頭皮の再建に用いられる各種の局所皮弁について，その応用例を示しながら解説する．

*[1] Takehiko SANADA，〒989-3126　仙台市青葉区落合四丁目3番17号　宮城県立こども病院形成外科，科長
*[2] Yoshimichi IMAI，〒980-8574　仙台市青葉区星陵町1丁目1番　東北大学医学部形成外科，教授

頭皮の解剖学的特徴

頭皮は皮膚，皮下組織，筋腱膜組織，疎性結合組織，頭蓋骨膜からなるとされる[1]．そのうち，皮弁として利用できる組織は皮膚，皮下組織，筋腱膜組織である(図1)．

頭皮は毛嚢などの皮膚付属器に富んでおり，線維性中隔によって筋腱膜組織に結合されている．そのため伸展性に乏しく，組織移動に必要な余裕は少ない．このことは頭頂部において顕著であり，側頭部においては比較的余裕があるとされる[2]．

筋腱膜組織は頭頂では帽状腱膜を形成しており，前方で前頭筋，側頭で側頭頭頂筋膜，後方で後頭筋に連続している．頭皮は内頸動脈の枝である眼窩上動脈，滑車上動脈，外頸動脈の枝である浅側頭動脈，後耳介動脈，後頭動脈，と複数の動脈によって栄養されている．これらの血管はいずれも頭皮の辺縁から筋腱膜組織に入り，この層の中で吻合し合っている．それぞれの動脈は片側に

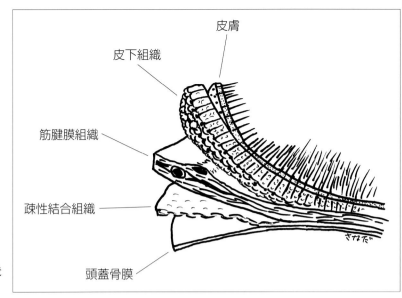

図 1.
頭皮の層構造

（図中ラベル）
皮膚
皮下組織
筋腱膜組織
疎性結合組織
頭蓋骨膜

おいて互いに吻合するだけでなく，正中を越えて対側の動脈とも吻合しており，血管のネットワークは辺縁よりも頭頂部において密である[3]．

手技上の注意点

1．毛髪の問題

頭皮に加えた切開は線状の瘢痕性禿髪を残し，さらに瘢痕はワイドニングをきたしやすい．このことは禿髪の治療など，整容を目的とした手術における大きなジレンマとなる．頭皮の縫合における工夫が報告されているが[4)5]，決定的な解決策とはなりにくい．皮切の線を毛流に直交させ，瘢痕が毛流を横切るようにするデザインを行うこと，毛向に沿った切開を行って創縁の毛根をできる限り温存すること[6]，できるだけ緊張のない状態で縫合を行うこと，などの配慮が必要となる．

2．剥離の層

頭皮の皮膚を皮下組織から分離して挙上することは困難であり，毛根を破壊するため行われない．

頭皮の皮膚に皮下組織を含めた皮弁を作成することは可能である．このためには，皮下組織と筋腱膜組織の間にある結合を鋭的に剥離することが必要となる．このように挙上された皮弁は皮下血管網により栄養され乱走型（random pattern）の皮弁となるため，幅と長さのアンバランス，過度の緊張は避けなければならない．

筋腱膜組織の下は疎性結合組織となっており，

筋腱膜組織と頭蓋骨膜の間を交通する血管は少ないため，頭皮を筋腱膜下，骨膜上で剥離，挙上することは手技的に容易である．血流の豊富な筋腱膜組織を含めると皮弁の血行は安定し，大きな皮弁として挙上することができる．

筋腱膜組織を含めれば，頭皮を軸走型（axial pattern）の皮弁として挙上することが可能である．頭皮を栄養する血管のうち優位であるのは浅側頭動脈であり，片側の浅側頭動脈を茎とし，頭頂部の血管ネットワークを介して対側の頭皮を含めて挙上することもできる[3]．

3．周術期ケア

術前の毛髪の処理は必須ではないが，皮膚病変の境界を見極めるため，術後の頭皮のケアをしやすくするために，毛髪を編み込んだり，短く刈ることはしばしば行っている．剃毛は皮膚を傷つけるため勧められない．

術当日はガーゼや帽子状のドレッシングによる保護が推奨される．術翌日から洗髪は可能と考えている．骨膜上の剥離を広く行った場合には疼痛も強くなるので，急性期にあたる2, 3日は局所の安静を優先させることも考慮する．抜糸は術後7日以降に行っている．

頭皮再建における再建法の選択

頭皮の再建においても，体表の再建の一般的な原則に従い，再建の目的，欠損の大きさ，欠損の

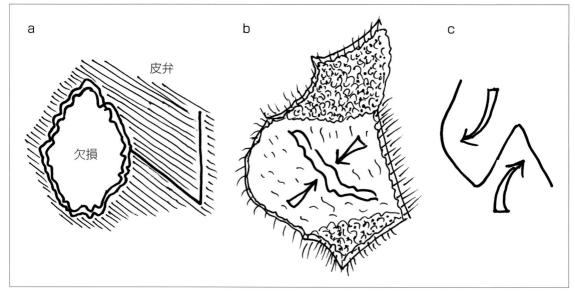

図 2. 菱形皮弁による頭皮欠損の閉鎖
a：筋腱膜上での剝離範囲
b：筋腱膜を切開，筋腱膜下で剝離して縫縮する.
c：皮弁の移動

深さ，身体的な状況，などを考慮しながら術式を選択する．さらに頭皮の特殊性，すなわち，毛髪を有しており禿髪は整容上の問題とされ得ること，伸展性に乏しくそこに生じた欠損を直接縫合により閉鎖しにくいこと，区域皮弁や有茎の遠隔皮弁の利用は困難であることも考慮しなければならない.

頭皮に生じた欠損を直接縫合閉鎖するためには，筋腱膜組織下で剝離を行う，あるいは筋腱膜組織に切開をおくなどして減張させることが必要である．しかし，幅が 2〜3 cm を超える欠損を直接縫合することはしばしば困難であり，このような場合，局所皮弁を用いることで緊張の少ない創閉鎖を得ることができる．緊張を緩和させることで瘢痕のワイドニングを最小限とし，瘢痕の方向を分散させることで禿髪を隠しやすくする効果が期待できる．このような目的においては菱形皮弁やその応用，回転皮弁が用いられる．ただし，小さな欠損の被覆であっても周囲の頭皮を広く挙上し移動させる必要があるため，その適応には限界があり，大きな皮膚欠損の被覆はできない.

大きな皮膚欠損に対しては，局所皮弁と植皮の併用，組織拡張法の併用，あるいは遊離皮弁の選択を検討しなければならない.

頭皮を局所皮弁として欠損に移動させる際，皮弁のドナーに植皮を行うと緊張のない創閉鎖が可能となり，比較的大きな皮膚欠損に対応できる．ただし，あきらかな禿髪部を残すことになり，整容的再建には適さない.

限られた頭皮を有効に使う方法として組織拡張法はとても有用な方法である．拡張された皮弁を移動させることにより，大きな範囲を被覆することができる.

筋腱膜組織を含めて作成した皮弁の血行は安定しており，確実な創閉鎖が行われるのであれば，頭蓋の欠損に対する再建を同時に行うことは可能である．ただし，過度の緊張は禁物であり，皮膚欠損の大きさに対する十分な皮膚の補填が前提となる.

各種皮弁を用いた頭皮再建

1．菱形皮弁

菱形皮弁を用いることにより，創を閉鎖する際の緊張を分散する効果が期待できる．しかし，皮弁のドナーは縫合閉鎖されるため，幅が 2〜3 cm を超える皮弁は用いにくい．緊張が強い場合には，欠損の周囲に複数の菱形皮弁を作成したり，Rhomboid-to-W 法[7]を用いることを考慮する.

a | b

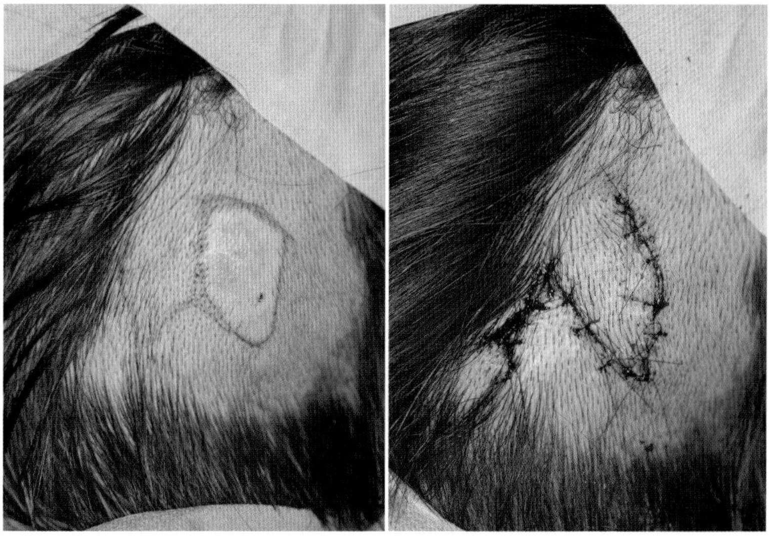

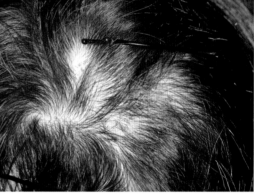

図 3.
症例 1
  a：デザイン
  b：縫合後

a．デザイン   b．術後 3 か月

図 4. 症例 2

欠損を菱形とみなし，菱形の鈍角部を起点として皮弁を作成する．Limberg flap, Dufourmentel flap などいくつかの変法があり，状況において使い分ける．一般的には皮膚の皺線を考慮して皮弁の位置が決定されるが，頭皮においては皮弁の基部から先端に毛流が向かうようにデザインし，欠損の周囲の瘢痕が隠しやすくなるようにする．

筆者は，皮弁，および皮弁と欠損の間の三角弁を腱筋膜上で挙上，さらに欠損の辺縁の頭皮も同じ層で剝離している．さらに腱筋膜を切開，腱筋膜下での剝離を行ったうえで腱筋膜を縫縮することにより，皮弁を移動させる際の緊張を緩和させている．頭皮の縫合に際し，真皮縫合を行っている（図 2）．

症例 1：7 歳，男性

後頭部の脂腺母斑を切除，菱形皮弁により閉鎖した（図 3）．皮弁は頭側を茎とし筋腱膜上で挙上した．筋腱膜の縫縮を行って減張を加えている．

症例 2：8 歳，女児

頭頂部の脂腺母斑を切除，菱形皮弁により閉鎖した（図 4）．縫合線となる 4 つの脚のうち，中央の脚に毛流が交わるようにデザインした．術後 3 か月時，瘢痕はワイドニングを伴う瘢痕性禿髪を呈しているが，中央の脚は毛髪で隠れやすくなっている．

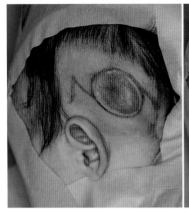 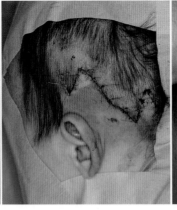 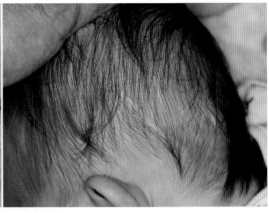

a．デザイン　　　　　　　　　b．縫合後　　　　　　　　　c．術後6か月

図 5．症例3

症例3：1か月，女児

側頭部の先天性の水疱性皮膚病変を切除，Rhomboid-to-W 法により閉創した（図5）．

2．回転皮弁

回転皮弁を用いると，菱形皮弁では被覆できない中等度の欠損を一期的に被覆することができる．ただし，欠損に対して大きな皮弁を挙上しなくてはならず，このため切開線は長く，剝離の範囲は広くなる．

複数の回転皮弁を Pinwheel flap[1]として組み合わせることも可能である．風車の羽根のように欠損から放射状に弧状の切開をおき，2～4つの皮弁を挙上，それぞれを前進させ欠損を被覆する．

皮弁は筋腱膜を含めて挙上する．頭皮の辺縁から入る栄養血管を温存するように心がける．栄養血管のうち優位であるのは浅側頭動脈であり，大きな皮弁を用いる場合には，どちらかの側の浅側頭動脈から頭頂部の血管ネットワークを介して血行が行きわたるような配慮が必要である[3]．

症例4：58歳，男性

右側頭部の熱傷潰瘍に対して回転皮弁を用いて被覆を行った．側頭から後頭にかけて切開線を設定，皮弁を筋腱膜組織を含めて挙上しながら皮弁の移動が得られるところまで切開を行っている（図6）．

3．横転皮弁

皮弁のドナーを縫縮せずに植皮を行うことにより，比較的大きな欠損を被覆し，かつ緊張のない縫合を行うことができる．皮弁のドナーに禿髪を残すため，整容的に劣る方法であるが，確実な創閉鎖を得たい場合，広範囲の剝離を回避したい場合などには選択されてよいと考える．この場合，様々な皮弁が利用できるが，欠損が中等度であれば横転皮弁を用いるのが効率的である．

乱走型皮弁（random pattern flap）のデザインの基本を守れば皮弁を腱筋膜上で挙上することもでき，この場合はドナーに腱筋膜を残すことができる．腱筋膜を含めて挙上すれば，血行や強度においてより信頼度の高い組織で欠損を被覆することができるが，ドナーの閉鎖には骨膜上の植皮が必要となる．

症例4：0歳，男性

後頭部の先天性頭皮欠損を尾側を茎とする横転皮弁で被覆し，ドナーには分層植皮を行った（図7）．皮弁は筋腱膜上で挙上している．

4．組織拡張

局所皮弁のカテゴリからは逸脱するが，組織拡張法は頭皮再建において強力な治療手段のひとつである．

症例5：5歳，男性

硬膜が露出した先天性頭皮欠損に保存的治療を行って創治癒を得たが，大きな瘢痕性禿髪が残った．帽状腱膜下に組織拡張器を留置，組織拡張を行った．肋骨移植による頭蓋欠損の再建と同時に組織拡張された皮弁を用いて頭皮の再建を行っている（図8）．

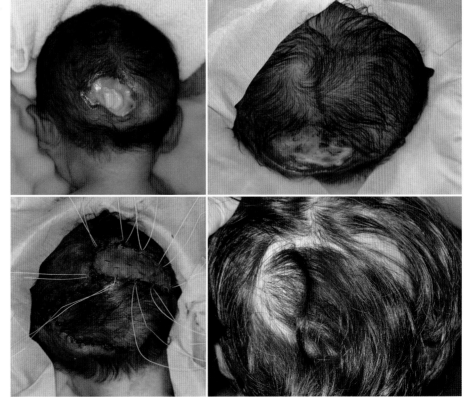

$\frac{a|b}{c|d}$

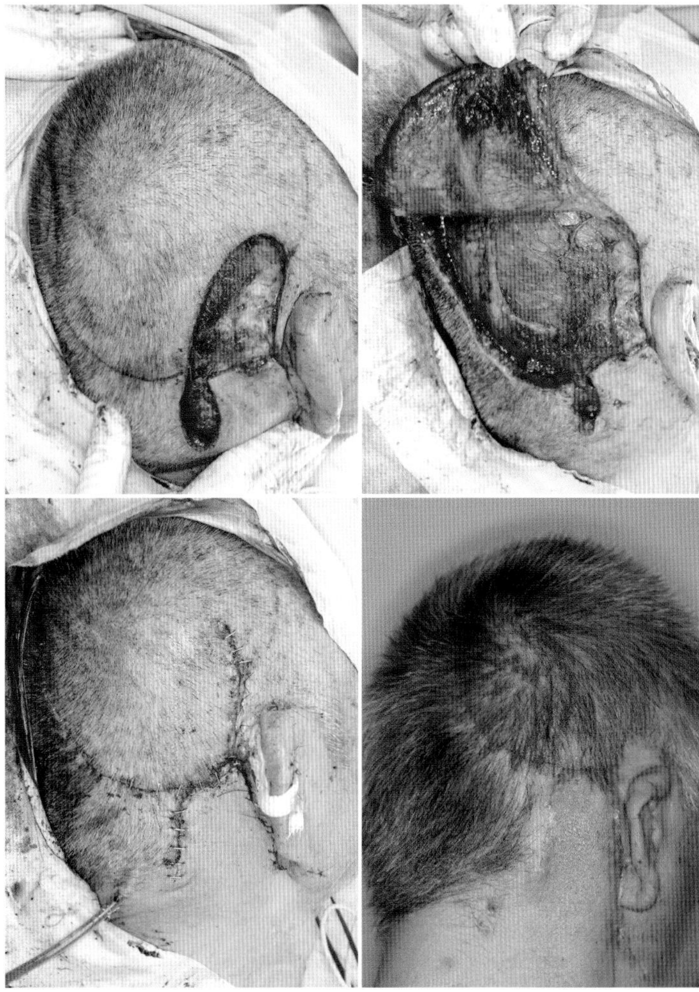

図 6.
症例 4
　　a：デザイン
　　b：皮弁挙上
　　c：縫合後
　　d：術後5か月

$\frac{a|b}{c|d}$

図 7.
症例 5
　　a：先天性頭皮欠損
　　b：デザイン
　　c：縫合後
　　d：術後2年

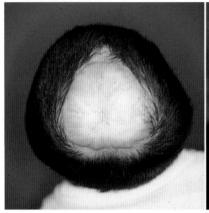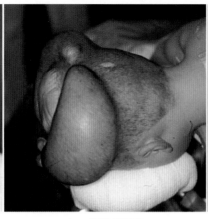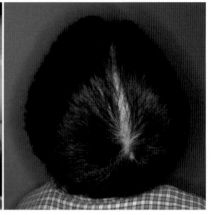

a．先天性頭皮欠損に伴う瘢痕性禿髪　　　　b．組織拡張後　　　　　c．術後2年

図 8. 症例6

まとめ

　頭皮の再建において局所皮弁は重要な選択肢のひとつである．その適応と術式について，症例を示しながら解説した．

参考文献

1) Wells, M. D., Skytta, C.：Scalp and forehead reconstruction. Plastic Surgery. 3rd ed. vol. III. Rodriguez, E. D., ed., Elsevier Saunders, London, New York, Oxford, St Louis, Sydney, Tronto, 2013.
2) 佐々木健司ほか：頭皮欠損の再建法．形成外科. **52**：S1-10，2009.
3) Marty, F., et al.：Subcutaneous tissue in the scalp：Anatomical, physiological, and clinical study. Ann Plast Surg. **16**：368-376, 1986.
4) Burm, J. S., Oh, S. J.：Prevention and treatment of wide scar and alopecia in the scalp：wedge excision and double relaxation suture. Plast Reconstr Surg. **103**：1143-1149, 1999.
5) 青木涼子ほか：Wedge excision and double relaxation suture を用いた頭皮縫合法の有用性．日形会誌. **21**：96-100，2001.
6) 鬼塚卓彌：頭部形成術，形成外科手術書 改訂第5版 実際編．3-105，南江堂，2018.
7) Becker, H.：The Rhomboid-to-W technique for excision of some skin lesions and closure. Plast Reconstr Surg. **64**：444, 1979.

足爪治療 マスターBOOK

好評

足爪
治療 マスター
BOOK

編集
高山かおる　埼玉県済生会川口総合病院皮膚科 主任部長
齋藤　昌孝　慶應義塾大学医学部皮膚科 専任講師
山口　健一　爪と皮膚の診療所 形成外科・皮膚科 院長

2020 年 12 月発行　B5 判　オールカラー
232 頁　定価 6,600 円（本体 6,000 円＋税）

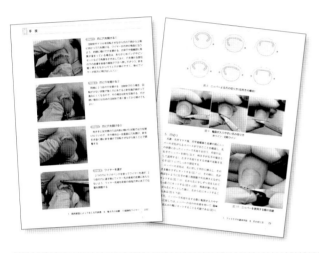

足爪の解剖から診方、手技、治療に使用する器具までを徹底的に解説！

種類の多い巻き爪・陥入爪治療の手技は、巻き爪：8 手技、陥入爪：7 手技を Step by Step のコマ送り形式で詳細に解説しました。

3 名の編者が語り尽くした足爪座談会と、「肥厚爪の削り方」の手技の解説動画も収録！

初学者・熟練者間わず、医師、看護師、介護職、セラピスト、ネイリストなど、フットケアにかかわるすべての方に役立つ 1 冊です！

I　イントロダクション ―爪治療にどう向き合うか―
II　爪の解剖 ―爪をすみずみまで理解する―
III　爪の診方 ―まず何を診るか―
IV　爪疾患の診方 ―疾患を知って，診断をマスターする―
　1．局所原因によって生じる爪疾患の診方
　2．爪の炎症性疾患の診方
　3．爪部の腫瘍性病変の診方
V　治療の基本編 ―治療を始める前にマスターしたいこと―
　1．フットケアの基本手技
　　A．グラインダーの使い方／B．爪の切り方
　　C．肥厚爪の削り方／D．足トラブルを招かないための靴選び
　2．爪治療の麻酔法
　　A．趾神経ブロックによる爪部の局所麻酔
　　B．ウイングブロックによる爪部の局所麻酔
VI　治療の実践編 ―さあ爪治療をマスターしよう！―
　1．局所原因によって生じる爪疾患
　　A．爪治療フローチャート
　　B．巻き爪の治療
　　　1）超弾性ワイヤー／2）3TO（VHO）巻き爪矯正法
　　　3）B/S® SPANGE／4）ペディグラス
　　　5）巻き爪マイスター®／6）Dr. Scholl 巻き爪用クリップ®
　　　7）巻き爪ロボ／8）PEDI+® Pt. Gel

　　C．陥入爪の治療
　　　1）アンカーテーピング法および window テーピング法
　　　2）肉芽埋没法／3）ガター法／4）コットンパッキング
　　　5）爪母温存爪甲側縁楔状切除術
　　　6）爪甲・爪母を温存した陥入爪手術（塩之谷法）
　　　7）NaOH 法（フェノール法）
　2．爪の炎症性疾患の治療
　3．爪周囲のいぼの治療
　4．爪部腫瘍性病変の手術療法
　5．爪に関連する手術・処置の保険上の注意
VII　わたしの治療セット
　1．パターン①／2．パターン②
　3．パターン③／4．パターン④

足爪座談会／索　引

COLUMN
1．爪甲鉤弯症という病気
2．注射が痛いのは針を刺す時だけではない
3．巻き爪に対する外科治療―アメリカにおける治療の考え方―
4．ワイヤー治療の失敗例
5．陥入爪・巻き爪の手術に伴うトラブル

全日本病院出版会　〒113-0033 東京都文京区本郷 3-16-4　Tel：03-5689-5989
www.zenniti.com　Fax：03-5689-8030

FAX による注文・住所変更届け

改定：2015 年 1 月

毎度ご購読いただきましてありがとうございます．

読者の皆様方に小社の本をより確実にお届けさせていただくために，FAX でのご注文・住所変更届けを受けつけております．この機会に是非ご利用ください．

◇ご利用方法

FAX 専用注文書・住所変更届は，そのまま切り離して FAX 用紙としてご利用ください．また，注文の場合手続き終了後，ご購入商品と郵便振替用紙を同封してお送りいたします．**代金が 5,000 円をこえる場合，代金引換便とさせて頂きます**．その他，申し込み・変更届けの方法は電話，郵便はがきも同様です．

◇代金引換について

本の代金が 5,000 円をこえる場合，代金引換とさせて頂きます．配達員が商品をお届けした際に，現金またはクレジットカード・デビットカードにて代金を配達員にお支払い下さい(本の代金＋消費税＋送料)．(※年間定期購読と同時に 5,000 円をこえるご注文を頂いた場合は代金引換とはなりません．郵便振替用紙を同封して発送いたします．代金後払いという形になります．送料は定期購読を含むご注文の場合は頂きません)

◇年間定期購読のお申し込みについて

年間定期購読は，1 年分を前金で頂いておりますため，代金引換とはなりません．郵便振替用紙を本と同封または別送いたします．送料無料，また何月号からでもお申込み頂けます．

毎年末，次年度定期購読のご案内をお送りいたしますので，定期購読更新のお手間が非常に少なく済みます．

◇住所変更届けについて

年間購読をお申し込みされております方は，その期間中お届け先が変更します際，必ずご連絡下さいますようよろしくお願い致します．

◇取消，変更について

取消，変更につきましては，お早めに FAX，お電話でお知らせ下さい．

返品は，原則として受けつけておりませんが，返品の場合の郵送料はお客様負担とさせていただきます．その際は必ず小社へご連絡ください．

◇ご送本について

ご送本につきましては，ご注文がありましてから約 1 週間前後とみていただきたいと思います．お急ぎの方は，ご注文の際にその旨をご記入ください．至急送らせていただきます．2～3 日でお手元に届くように手配いたします．

◇個人情報の利用目的

お客様から収集させていただいた個人情報，ご注文情報は本サービスを提供する目的(本の発送，ご注文内容の確認，問い合わせに対しての回答等)以外には利用することはございません．

その他，ご不明な点は小社までご連絡ください．

株式会社 全日本病院出版会

〒113-0033 東京都文京区本郷 3-16-4-7F
電話 03(5689)5989　FAX03(5689)8030　郵便振替口座 00160-9-58753

FAX 専用注文書

○印	PEPARS	定価(消費税込み)	冊数
	2022 年 1 月～12 月定期購読(送料弊社負担)	42,020 円	
	PEPARS No. 183　乳房再建マニュアル ―根治性，整容性，安全性に必要な治療戦略― 増大号	5,720 円	
	PEPARS No. 171　眼瞼の手術アトラス―手術の流れが見える― 増大号	5,720 円	
	バックナンバー(号数と冊数をご記入ください) No.		

○印	Monthly Book Derma.	定価(消費税込み)	冊数
	2022 年 1 月～12 月定期購読(送料弊社負担)	42,130 円	
	MB Derma. No. 314　手元に 1 冊！皮膚科混合薬・併用薬使用ガイド 増大号	5,500 円	
	MB Derma. No. 307　日常診療にこの 1 冊！皮膚アレルギー診療のすべて 増刊号	6,380 円	
	バックナンバー(号数と冊数をご記入ください) No.		

○印	瘢痕・ケロイド治療ジャーナル		
	バックナンバー(号数と冊数をご記入ください) No.		

○印	書籍	定価(消費税込み)	冊数
	ここからマスター！手外科研修レクチャーブック 新刊	9,900 円	
	足の総合病院・下北沢病院がおくる！ ポケット判 主訴から引く足のプライマリケアマニュアル 新刊	6,380 円	
	明日の足診療シリーズⅡ　足の腫瘍性病変・小児疾患の診かた 新刊	9,900 円	
	カラーアトラス 爪の診療実践ガイド 改訂第 2 版	7,920 円	
	イチからはじめる美容医療機器の理論と実践 改訂第 2 版	7,150 円	
	臨床実習で役立つ形成外科診療・救急外来処置ビギナーズマニュアル	7,150 円	
	足爪治療マスター BOOK	6,600 円	
	明日の足診療シリーズⅠ　足の変性疾患・後天性変形の診かた	9,350 円	
	日本美容外科学会会報　Vol. 42　特別号 「美容医療診療指針」	2,750 円	
	図解 こどものあざとできもの―診断力を身につける―	6,160 円	
	美容外科手術―合併症と対策―	22,000 円	
	運動器臨床解剖学―チーム秋田の「メゾ解剖学」基本講座―	5,940 円	
	グラフィック リンパ浮腫診断―医療・看護の現場で役立つケーススタディ―	7,480 円	
	足育学 外来でみるフットケア・フットヘルスウェア	7,700 円	
	ケロイド・肥厚性瘢痕 診断・治療指針 2018	4,180 円	
	実践アトラス 美容外科注入治療 改訂第 2 版	9,900 円	
	ここからスタート！眼形成手術の基本手技	8,250 円	
	Non-Surgical 美容医療超実践講座	15,400 円	

お名前	フリガナ　　　　　　　　　　　　　　　　　　　㊞	診療科

ご送付先	〒　　－ □自宅　　□お勤め先	

電話番号	□自宅 □お勤め先

バックナンバー・書籍合計
5,000 円以上のご注文
は代金引換発送になります

―お問い合わせ先―
㈱全日本病院出版会営業部
電話 03(5689)5989　　　FAX 03(5689)8030

年　　月　　日

住 所 変 更 届 け

お 名 前	フリガナ	
お客様番号		毎回お送りしています封筒のお名前の右上に印字されております8ケタの番号をご記入下さい。
新お届け先	〒　　　　都　道 　　　　　　府　県	
新電話番号	（　　　　　）	
変更日付	年　　月　　日より	月号より
旧お届け先	〒	

※ 年間購読を注文されております雑誌・書籍名に✓を付けて下さい。

- ☐ Monthly Book Orthopaedics （月刊誌）
- ☐ Monthly Book Derma. （月刊誌）
- ☐ 整形外科最小侵襲手術ジャーナル （季刊誌）
- ☐ Monthly Book Medical Rehabilitation （月刊誌）
- ☐ Monthly Book ENTONI （月刊誌）
- ☐ PEPARS （月刊誌）
- ☐ Monthly Book OCULISTA （月刊誌）

FAX 03-5689-8030

全日本病院出版会行

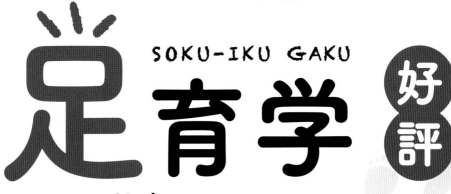

足育学

SOKU-IKU GAKU

外来でみる
フットケア・フットヘルスウェア

好評

編集：**高山かおる** 埼玉県済生会川口総合病院 主任部長
一般社団法人足育研究会 代表理事

2019 年 2 月発行　B5 判　274 頁　定価 7,700 円（本体 7,000 円＋税）

治療から運動による予防まで
あらゆる角度から「足」を学べる足診療の決定版！

解剖や病理、検査、治療だけでなく、日々のケアや爪の手入れ、
運動、靴の選択など知っておきたいすべての足の知識が網羅されています。
皮膚科、整形外科、血管外科・リンパ外科・再建外科などの**医師**や**看護師**、
理学療法士、**血管診療技師**、さらには**健康運動指導士**や**靴店マイスター**など、
多職種な豪華執筆陣が丁寧に解説！
初学者から専門医師まで、とことん「足」を学べる一冊です。

CONTENTS

序章　「あしよわ分類」を理解する
Ⅰ章　足を解剖から考える
Ⅱ章　足疾患の特徴を学ぶ
Ⅲ章　検査で足を見極める
Ⅳ章　足疾患の治療を知る
Ⅴ章　足のケア・洗い方を指導する
Ⅵ章　フットウェアを選ぶ
Ⅶ章　忘れてはいけない
　　　歩き方指導・運動
Ⅷ章　まだまだ知っておきたい
　　　足にまつわる知識
巻末　明日から使える「指導箋」

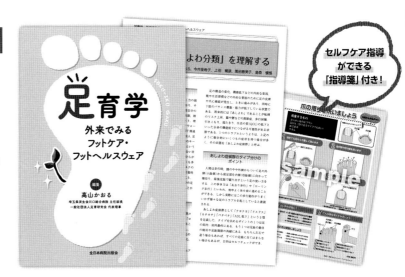

セルフケア指導
ができる
「指導箋」付き！

全日本病院出版会　〒113-0033 東京都文京区本郷 3-16-4　Tel：03-5689-5989
www.zenniti.com　Fax：03-5689-8030

PEPARS

2007 年
No. 14 縫合の基本手技 増大号 好評につき増刷
編集／山本有平

2011 年
No. 51 眼瞼の退行性疾患に対する
眼形成外科手術 増大号 好評につき増刷
編集／村上正洋・矢部比呂夫

2013 年
No. 75 ここが知りたい！顔面の Rejuvenation
―患者さんからの希望を中心に― 増大号
編集／新橋 武

2014 年
No. 87 眼瞼の美容外科
手術手技アトラス 増大号 好評につき増刷
編集／野平久仁彦
No. 88 コツがわかる！形成外科の基本手技
―後期臨床研修医・外科系医師のために― 好評につき増刷
編集／上田晃一

2015 年
No. 99 美容外科・抗加齢医療
―基本から最先端まで― 増大号
編集／百束比古
No. 100 皮膚外科のための
皮膚軟部腫瘍診断の基礎 臨時増大号
編集／林 礼人

2016 年
No. 110 シミ・肝斑治療マニュアル 好評につき増刷
編集／山下理絵
No. 111 形成外科領域におけるレーザー・光・
高周波治療 増大号
編集／河野太郎
No. 118 再建外科で初心者がマスターすべき
10 皮弁 好評につき増刷
編集／関堂 充

2017 年
No. 123 実践！よくわかる縫合の基本講座 増大号
編集／菅又 章

2018 年
No. 135 ベーシック＆アドバンス
皮弁テクニック 増大号
編集／田中克己
No. 141 戦略としての四肢切断術
編集／上田和毅

No. 142 STEP UP! Local flap
編集／中岡啓喜
No. 143 顔面神経麻痺治療のコツ
編集／松田 健
No. 144 外用薬マニュアル
―形成外科ではこう使え！―
編集／安田 浩

2019 年
No. 145 患児・家族に寄り添う血管腫・脈管奇形の医療
編集／杠 俊介
No. 146 爪・たこ・うおのめの診療
編集／菊池 守
No. 147 美容医療の安全管理と
トラブルシューティング 増大号
編集／大慈弥裕之
No. 148 スレッドリフト 私はこうしている
編集／征矢野進一
No. 149 手・指・爪の腫瘍の診断と治療戦略
編集／島田賢一
No. 150 穿通枝皮弁をあやつる！
―SCIP flap を極める編―
編集／成島三長
No. 151 毛の美容外科
編集／武田 啓
No. 152 皮膚悪性腫瘍はこう手術する
―Oncoplastic Surgery の実際―
編集／野村 正・寺師浩人
No. 153 鼻の再建外科
編集／三川信之
No. 154 形成外科におけるエコー活用術
編集／副島一孝
No. 155 熱傷の局所治療マニュアル
編集／仲沢弘明
No. 156 Maxillofacial Surgery
編集／赤松 正

2020 年
No. 157 褥瘡治療のアップデート
編集／石川昌一
No. 158 STEP by STEP の写真と図で理解する
手指の外傷治療
編集／小野真平
No. 159 外科系医師必読！形成外科基本手技 30
―外科系医師と専門医を目指す形成外科医師
のために― 増大号
編集／上田晃一
No. 160 眼瞼下垂手術
―整容と機能の両面アプローチ―
編集／清水雄介

No. 161 再建手術の合併症からのリカバリー
　　　　 編集／梅澤裕己
No. 162 重症下肢虚血治療のアップデート
　　　　 編集／辻　依子
No. 163 人工真皮・培養表皮 どう使う，どう生かす
　　　　 編集／森本尚樹
No. 164 むくみ診療の ONE TEAM
　　　　 ―静脈？リンパ？肥満？―
　　　　 編集／三原　誠・原　尚子
No. 165 瘢痕拘縮はこう治療する！
　　　　 編集／小川　令
No. 166 形成外科で人工知能(AI)・バーチャル
　　　　 リアリティ(VR)を活用する！
　　　　 編集／大浦紀彦・秋元正宇
No. 167 NPWT(陰圧閉鎖療法)を再考する！
　　　　 編集／榊原俊介
No. 168 実は知らなかった！ 新たに学ぶ頭頸部
　　　　 再建周術期管理の 10 の盲点
　　　　 編集／矢野智之

2021 年
No. 169 苦手を克服する手外科
　　　　 編集／鳥谷部荘八
No. 170 ボツリヌストキシンはこう使う！
　　　　 ―ボツリヌストキシン治療を中心としたコン
　　　　 ビネーション治療のコツ―
　　　　 編集／古山登隆
No. 171 眼瞼の手術アトラス
　　　　 ―手術の流れが見える― 増大号
　　　　 編集／小室裕造
No. 172 神経再生医療の最先端
　　　　 編集／素輪善弘
No. 173 ケロイド・肥厚性瘢痕治療 update
　　　　 編集／清水史明
No. 174 足の再建外科 私のコツ
　　　　 編集／林　明照
No. 175 今，肝斑について考える
　　　　 編集／宮田成章
No. 176 美容外科の修正手術
　　　　 ―修正手術を知り，初回手術に活かす―
　　　　 編集／原岡剛一
No. 177 当直医マニュアル
　　　　 形成外科医が教える外傷対応
　　　　 編集／横田和典

No. 178 レベルアップした再建手術を行うため
　　　　 にマスターする遊離皮弁
　　　　 編集／鳥山和宏
No. 179 マイクロサージャリーの基礎をマスターする
　　　　 編集／多久嶋亮彦
No. 180 顔面骨骨折を知り尽くす
　　　　 編集／尾﨑　峰

2022 年
No. 181 まずはここから！四肢のしこり診療ガイド
　　　　 編集／土肥輝之
No. 182 遊離皮弁をきれいに仕上げる―私の工夫―
　　　　 編集／櫻庭　実
No. 183 乳房再建マニュアル 増大号
　　　　 ―根治性，整容性，安全性に必要な治療戦略―
　　　　 編集／佐武利彦

各号定価 3,300 円(本体 3,000 円＋税)．ただし，増大
号：No. 14, 51, 75, 87, 99, 100, 111 は定価 5,500 円(本
体 5,000 円＋税)，No. 123, 135, 147, 159, 171, 183
は定価 5,720 円(本体 5,200 円＋税)．
在庫僅少品もございます．品切の際はご容赦ください．
　　　　　　　　　　　　　　　 (2022 年 3 月現在)

掲載されていないバックナンバー
につきましては，弊社ホームページ
(www.zenniti.com)をご覧下さい．

click

全日本病院出版会	検 索

全日本病院出版会 公式 twitter !!

弊社の書籍・雑誌の新刊情報，または好評書のご案内
を中心に，タイムリーな情報を発信いたします．
全日本病院出版会公式アカウント **@zenniti_info** を
是非ご覧下さい‼

2022 年 年間購読 受付中！
年間購読料　42,020 円(消費税込)(送料弊社負担)
(通常号 11 冊，増大号 1 冊：合計 12 冊)

次号予告

要望別にみる鼻の美容外科の手術戦略

No.185（2022年5月号）

編集／自由が丘クリニック総院長　中北　信昭

団子鼻を改善したい……………中北　信昭
垂れ鼻を改善したい……………大竹　尚之
アップノーズを改善して鼻の穴を
　見えにくくしたい……………藤本　雅史
小鼻の大きさと広がりを小さくしたい
　……………………………前多　一彦
小鼻の厚みや垂れ下がりを改善したい，
　小鼻の付け根の陥没を解消したい
　……………………………大口　雄也ほか
鼻すじを細くしたい……………牧野　太郎
人工物を入れずに鼻を高くしたい
　……………………………渡辺　頼勝
わし鼻を改善したい……………菅原　康志
鼻詰まりと鼻すじの曲がりを同時に
　改善したい……………………宮脇　剛司ほか
顎矯正手術(Le Fort I 型骨切り術)後に
　生じやすい鼻の形態的・機能的変化
　……………………………永井　宏治ほか

編集顧問：栗原邦弘　百束比古　光嶋　勲
編集主幹：上田晃一　大阪医科薬科大学教授
　　　　　大慈弥裕之　北里大学客員教授／
　　　　　　　　　　　NPO法人自由が丘アカデミー代表理事
　　　　　小川　令　日本医科大学教授

No.184　編集企画：
　楠本　健司　くすもと形成外科クリニック
　　　　　　　院長

PEPARS　No.184

2022年4月15日発行（毎月1回15日発行）
定価は表紙に表示してあります.
Printed in Japan

発行者　　末　定　広　光
発行所　　株式会社　全日本病院出版会
〒113-0033　東京都文京区本郷3丁目16番4号
　　　　　電話（03）5689-5989　Fax（03）5689-8030
　　　　　郵便振替口座 00160-9-58753

印刷・製本　三報社印刷株式会社　　電話（03）3637-0005
広告取扱店　㈱日本医学広告社　　　電話（03）5226-2791